Onderzoek en behandeling van spieraandoeningen en kuitpijn

Orthopedische casuïstiek

Onderzoek en behandeling van spieraandoeningen en kuitpijn

Redactie:
Koos van Nugteren
Dos Winkel

Met bijdragen van:
Mascha Friderichs
Marc Martens
Irma Pelgrim
Pat Wyffels

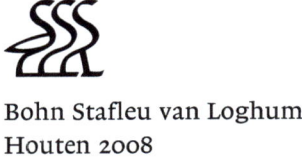

Bohn Stafleu van Loghum
Houten 2008

© 2008 Bohn Stafleu van Loghum, onderdeel van Springer Uitgeverij
Alle rechten voorbehouden. Niets uit deze uitgave mag worden verveelvoudigd, opgeslagen in een geautomatiseerd gegevensbestand, of openbaar gemaakt, in enige vorm of op enige wijze, hetzij elektronisch, mechanisch, door fotokopieën of opnamen, hetzij op enige andere manier, zonder voorafgaande schriftelijke toestemming van de uitgever.

Voor zover het maken van kopieën uit deze uitgave is toegestaan op grond van artikel 16b Auteurswet 1912 j° het Besluit van 20 juni 1974, Stb. 351, zoals gewijzigd bij het Besluit van 23 augustus 1985, Stb. 471 en artikel 17 Auteurswet 1912, dient men de daarvoor wettelijk verschuldigde vergoedingen te voldoen aan de Stichting Reprorecht (Postbus 3051, 2130 KB Hoofddorp). Voor het overnemen van (een) gedeelte(n) uit deze uitgave in bloemlezingen, readers en andere compilatiewerken (artikel 16 Auteurswet 1912) dient men zich tot de uitgever te wenden.

Samensteller(s) en uitgever zijn zich volledig bewust van hun taak een betrouwbare uitgave te verzorgen. Niettemin kunnen zij geen aansprakelijkheid aanvaarden voor drukfouten en andere onjuistheden die eventueel in deze uitgave voorkomen.

ISBN 9789031352043
NUR 894

Ontwerp omslag: A-graphics, Anita Amptmeijer, Apeldoorn
Ontwerp binnenwerk: TEFF (www.teff.nl)
Automatische opmaak: Pre Press, Zeist

Bohn Stafleu van Loghum
Het Spoor 2
Postbus 246
3990 GA Houten

www.bsl.nl

Inhoud

Lijst van auteurs — 1

Inleiding — 3
Koos van Nugteren

Anatomie — 3
Fast twitch en slow twitch — 8
Leeftijd en spieratrofie — 9
Pathologie — 9
Pathologie van de pees — 10
Literatuur — 10

1 Kuitpijn en onvermogen om te lopen bij een 73-jarige vrouw die van de trap is gevallen — 11
Koos van Nugteren

Inspectie — 11
Algemene palpatie — 12
Functieonderzoek — 12
Specifieke palpatie — 12
Therapie — 13

2 Chronisch recidiverende kuitpijn bij een 45-jarige triatleet — 15
Dos Winkel, Pat Wyffels en Marc Martens

Inspectie — 15
Palpatie — 16
Functieonderzoek — 16
Therapie — 17

3	**Sinds vier jaar bestaande pijn in beide kuiten bij een 46-jarige sportieve voetballer**	**19**
	Koos van Nugteren	
	Inspectie	20
	Palpatie	20
	Functieonderzoek	20
	Therapie	20
	Literatuur	22
3a	**Addendum: training van spieren**	**23**
	Koos van Nugteren	
	Duurtraining	24
	Krachttraining	25
	Concentrische, excentrische en isometrische contracties	27
	Aanbevelingen van de auteur	29
	Training na een spierletsel	30
	Degeneratieve processen	31
	Spierpijn	31
	Literatuur	32
4	**Mediale kuitpijn, geleidelijk ontstaan bij een 17-jarige voetballer**	**35**
	Irma Pelgrim en Koos van Nugteren	
	Inspectie	35
	Algemene palpatie	35
	Functieonderzoek	35
	Specifieke palpatie	36
	Therapie	37
	Bespreking	38
	Literatuur	38
4a	**Addendum: Mediaal tibiaal stresssyndroom**	**39**
	Mascha Friderichs	
	Inleiding	39
	Etiologie	39
	Symptomatologie	43
	Differentiaaldiagnose	44
	Beeldvorming	44
	Conservatieve behandeling	46
	Operatieve behandeling	48
	Literatuur	48

5	**Pijn in beide onderbenen tijdens het sporten bij een 18-jarige voetballer**	**51**
	Koos van Nugteren	
	Algemene palpatie	51
	Functieonderzoek	52
	Specifieke palpatie	52
	Therapie	53
	Follow-up	54
5a	**Addendum: spierrekken**	**55**
	Koos van Nugteren	
	Inleiding	55
	Rekken: invloed op de beweeglijkheid van gewrichten	55
	Rekken en blessurepreventie	56
	Rekken: invloed op de elasticiteit van pezen	56
	Rekken: invloed op de prestatie	58
	Statisch rekken of verend rekken18	59
	Rekken: de uitvoering	59
	Aanbevelingen bij sport	60
	Het nut van rekkingsoefeningen bij spier- en peespathologie	61
	Aanbeveling van de auteur	64
	Literatuur	65
6	**Chronische, belastingafhankelijke klachten aan de mediale zijde van beide onderbenen bij een 22-jarige sporter**	**67**
	Marc Martens	
	Inspectie	68
	Algemene palpatie	68
	Functieonderzoek	68
	Specifieke palpatie	68
	Therapie	69
7	**Kuitpijn, geleidelijk optredend en toenemend na vijftig meter hardlopen bij een 46-jarige man**	**71**
	Koos van Nugteren	
	Inspectie en algemene palpatie	71
	Functieonderzoek	72
	Palpatie	72
	Therapie	73
	Literatuur	75

7a	**Addendum: arteriële claudicatio intermittens**	77
	Koos van Nugteren	

	Risicofactoren	78
	Symptomatologie	78
	Beeldvorming	79
	Therapie	80
	Operatieve behandeling	80
	Literatuur	81

8	**Een sportieve 58-jarige man met kuitpijn na een lange vliegreis**	83
	Dos Winkel	

	Inspectie en algemene palpatie	83
	Functieonderzoek	83
	Palpatie	83
	Bespreking	86
	Literatuur	87

Bijlage I 89
Excentrische spierversterking van de kuitspieren 89

Bijlage IIa 91
Differentiaaldiagnostiek bij kuitpijn 91
Anamnese 91
Onderzoek 92

Bijlage IIb 93

Register 95

Lijst van auteurs

Mascha Friderichs, fysiotherapeut te Nijmegen.

Prof. dr. Marc Martens, orthopedisch chirurg, verbonden aan het Universitair Ziekenhuis te Antwerpen en de Eeuwfeestkliniek te Antwerpen.

Koos van Nugteren, fysiotherapeut in een particuliere praktijk te Nijmegen. Specialisatie: orthopedische aandoeningen.

Irma Pelgrim, geriatrisch fysiotherapeut in een particuliere praktijk te Nijmegen.

Dos Winkel, orthopedisch fysiotherapeut. Oprichter van de International Academy of Orthopaedic Medicine, waarvan hij van 1978 tot maart 2005 president was.

Dr. Pat Wyffels, huisarts te Halle-Zoersel. Als wetenschappelijk medewerker verbonden aan het huisartseninstituut van de Universitaire Instelling Antwerpen (UIA) en docent aan de cursus *Orthopedische Geneeskunde* van Domus Medica te Antwerpen.

Inleiding

Koos van Nugteren

Spieren hebben het vermogen zich te verkorten. Hiermee stellen zij het lichaam in staat om bewegingen uit te voeren. Een niet goed functionerende spier is een hinderlijke aangelegenheid voor de bewegende mens en voor de sporter in het bijzonder.

Er zijn verschillende typen spieren. Er wordt een onderscheid gemaakt tussen:
- Willekeurige ofwel skeletspieren die men bewust kan aanspannen en ontspannen. De skeletspieren vertonen onder de microscoop een dwarsgestreept uiterlijk. Zij worden dan ook dwarsgestreepte spieren genoemd.
- Onwillekeurige (autonome) spieren die men *niet* bewust kan aanspannen; dit zijn bijvoorbeeld spieren rond de darmen. Onwillekeurige spieren vertonen geen dwarsgestreept patroon en worden dan ook gladde spieren genoemd. Uitzondering hierop is de hartspier. Deze onwillekeurige spier vertoont morfologisch veel overeenkomsten met de skeletspier. Het is de enige *onwillekeurige* spier die wel dwarse strepen vertoont.

Dit boek gaat over de dwarsgestreepte skeletspieren van het menselijk lichaam. Skeletspierweefsel is het meest voorkomende weefsel in het menselijk lichaam. Het vormt 40-50% van het totale lichaamsgewicht.[1]

Anatomie

Skeletspieren zijn opgebouwd uit spierweefsel (de spierbuik) en peesweefsel; er is dus eigenlijk sprake van een *spierpeeseenheid* (*figuur 0-1*). Een spierpeeseenheid bevat voedende bloedvaten en innerverende zenuwen. De zenuwvoorziening kan beschouwd worden als de elektrische bedrading die zorg draagt voor een effectieve aansturing van de musculatuur.
De spierbuik bestaat uit een aantal *bundels*. Een spierbundel bestaat uit spier*vezels*; spiervezels zijn langgerekte cellen omgeven door een celmem-

Figuur 0-1
Opbouw van de spier. Vereenvoudigde weergave: in werkelijkheid is sprake van veel meer cellen binnen een spierbundel.

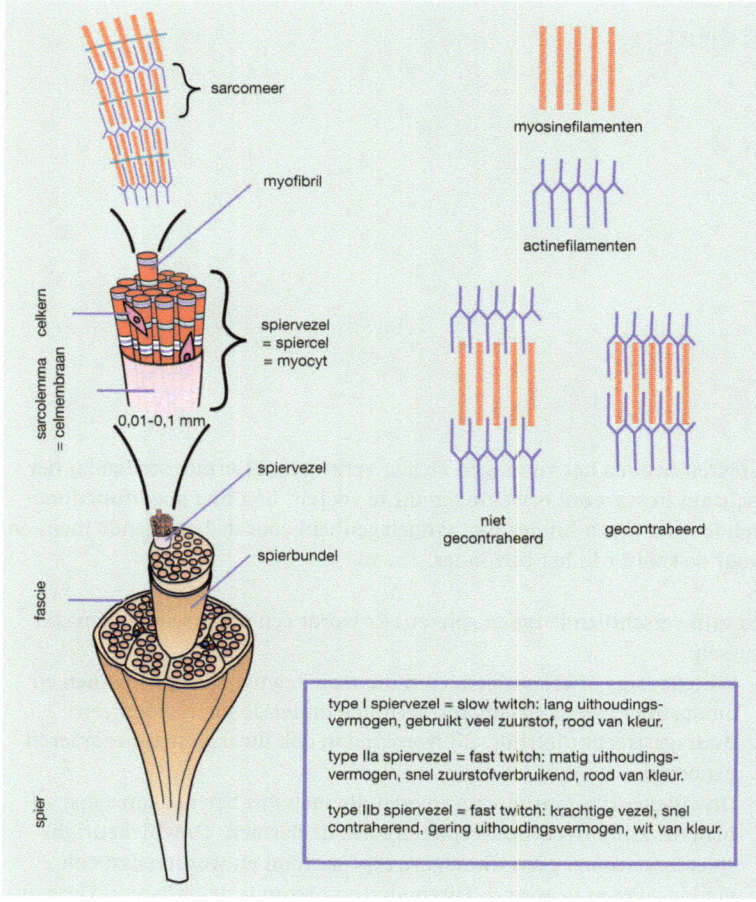

braan. Een spier*bundel* kan men dus beschouwen als een bos langgerekte cellen. De inhoud van de spiervezel – de cel – bestaat uit contraheerbare myofibrillen en ander celmateriaal, het sarcoplasma. Myofibrillen zijn intracellulaire draadvormige elementen; zij bestaan uit twee elementaire chemische verbindingen; de actine- en de myosinefilamenten. Deze moleculen zijn in staat om in elkaar te schuiven, zodat ze het mogelijk maken dat er contractie van de spier plaatsvindt. Binnen de spiervezel liggen de actine- en myosinefilamenten netjes naast en achter elkaar gerangschikt (*figuur 0-2*). Hierdoor ontstaat het dwarsgestreepte patroon dat goed zichtbaar is onder een elektronenmicroscoop. Een segment van naast elkaar gelegen myosine- en actinefilamenten binnen de spiervezel wordt een sarcomeer genoemd.

De buitenste bindweefsellaag van de spierbuik is het epimysium. Hieromheen bevindt zich de spierfascie. In de spierbuik bevindt zich bindweefsel dat de spierbundels en -vezels bijeenhoudt. Zo worden spier*bundels* omgeven door perimysium en de spier*vezels* door endomysium (*figuur 0-3*).

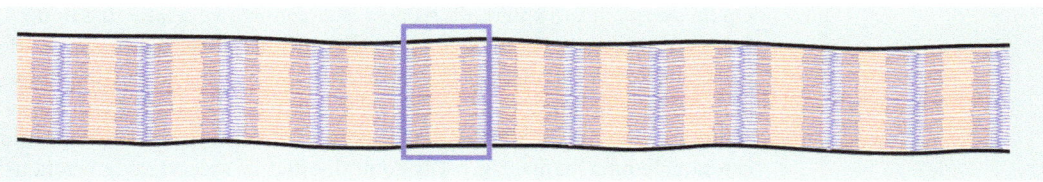

Figuur 0-2
Binnen de spiervezel liggen de actine- en myosinefilamenten netjes naast en achter elkaar gerangschikt. Hierdoor ontstaat het dwarsgestreepte patroon dat goed zichtbaar is onder een elektronenmicroscoop. Het kader toont een sarcomeer.

Analoog hieraan worden peesbundels omgeven door peritenon en peesvezels door endotenon. De buitenste bindweefsellaag van de pees wordt peritendineum genoemd.

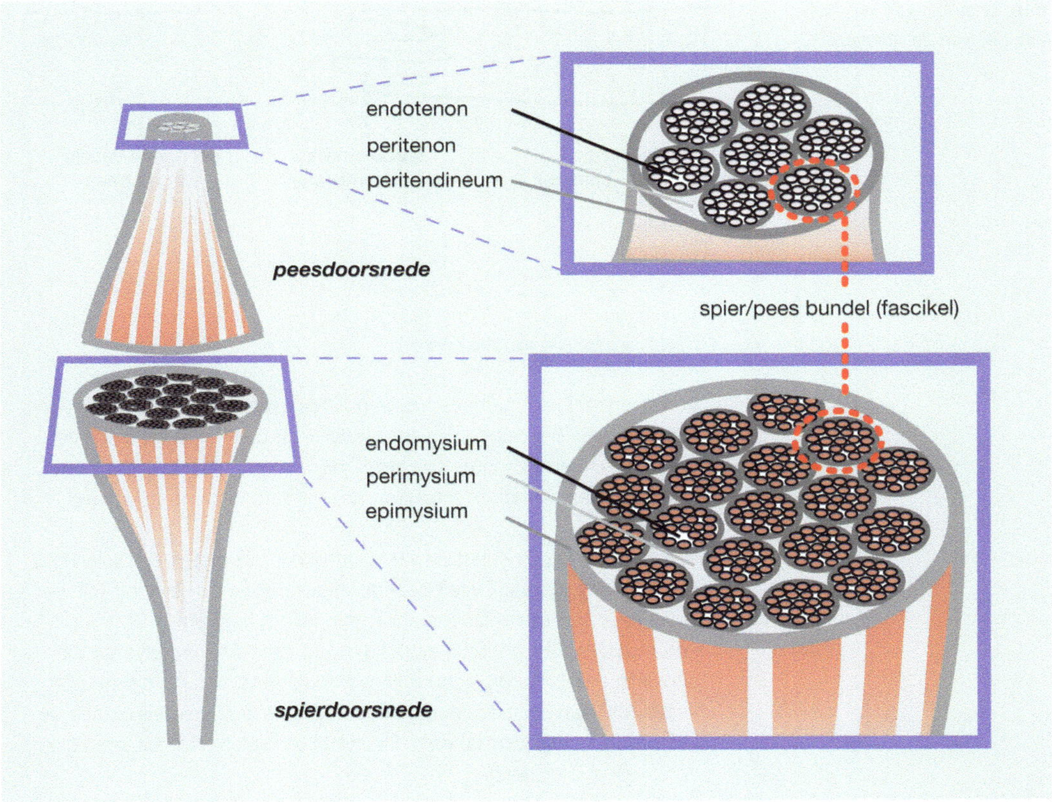

Figuur 0-3
Het bindweefsel in spier en pees, schematische weergave.

Op de overgang van spierbuik en pees is er een nauwe relatie tussen de beide structuren: het epimysium zet zich voort in het peritendineum en de collagene vezels van de pees liggen ingebed in vingervormige uitstulpingen van het uiteinde van de spiervezel *(figuur 0-4)*. De myofibrillen lopen echter niet door in de fibrillen van de peesvezels maar tussen beide is altijd een sarcolemma* aanwezig.[2] Dit komt doordat de spiervezel te beschouwen is als een cel omgeven door een celmembraan, terwijl peesvezels geen onderdeel van de peescel vormen; pees*vezels* bevinden zich buiten de pees*cel*. De overgang van spiervezels naar peesvezels is een relatief zwakke plek in de spier. Wanneer er krachten op de spier inwerken die de belastbaarheid ervan overschrijden, dan ontstaat meestal een letsel op de spierpeesovergang.

Figuur 0-4
De spierpeesovergang: de collagene vezels van de pees liggen ingebed in vingervormige uitstulpingen van het uiteinde van de spiervezel.

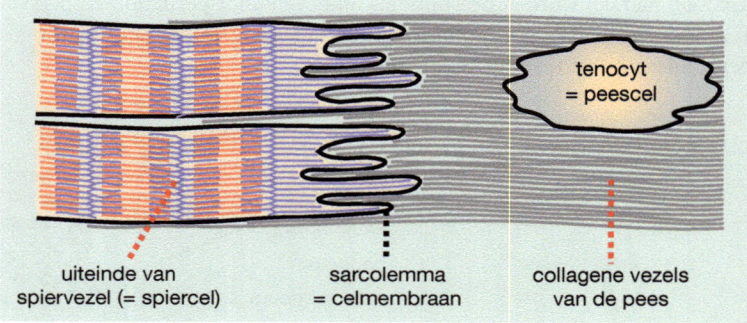

Enkele wetenswaardigheden

- Een spiervezel kan men beschouwen als een reeks – in de lengte – aan elkaar versmolten cellen. Een spiervezel bevat dus meerdere celkernen. Verder bevinden zich in de spiervezel mitochondriën en een goed ontwikkeld endoplasmatisch reticulum en uiteraard de contraheerbare myofibrillen.
- Een spiervezel heeft een dikte van 0,01 tot 0,1 millimeter. Een spiervezel kan zeer lang zijn; vaak heeft deze dezelfde lengte als de spierbuik. In het bovenbeen kan een spiervezel meer dan 35 cm lang zijn.[3]
- Een motorunit (motorische eenheid) is het geheel van spiervezels dat door één enkel neuron (zenuwcel) wordt aangestuurd. Als het neuron een prikkel aan de spier doorgeeft dan zullen alle spiervezels binnen de motorunit tegelijk contraheren. De betrokken spiervezels reageren met een alles-of-nietsreactie.
- Wanneer een spier op een bepaald moment meer kracht levert, komt dit doordat er meer motorunits tegelijk werkzaam zijn. Het geleidelijk meer kracht leveren van een spier gebeurt dus eigenlijk in stapjes; bij iedere

---

* *Sarcolemma = celmembraan rond de spiervezel.*

motorunit die extra wordt ingeschakeld levert de spier een beetje meer kracht.
- Door alle innerverende neuronen frequenter te laten vuren, kunnen meer motorunits tegelijk werkzaam zijn; een groter deel van de spier wordt dan gecontraheerd.
- Motorunits van de oogbolspiertjes bevatten circa vijf spiervezels. Een motorunit van de m. gastrocnemius bevat circa 2000 spiervezels. De oogbol heeft dus zeer vele, kleine motorunits die allemaal afzonderlijk kunnen worden aangestuurd. Dit is nodig om het oog uiterst nauwkeurig te kunnen positioneren in de oogkas.
- Bij maximale aanspanning van een spier ontstaan er grote krachten op het bot dat zich tussen de beide inserties van de spier bevindt. Krachtsporters ontwikkelen mede hierdoor een hogere botdichtheid in de bovenste extremiteit, wervelkolom en in de onderste extremiteit.[4]

Contractie

Als spieren contraheren dan schuiven actine- en myosinefilamenten in elkaar. De energie die hiervoor nodig is komt van een chemische verbinding: ATP ofwel adenosinetrifosfaat. Tijdens de contractie wordt ATP omgezet in ADP (adenosinedifosfaat). De voorraad ATP is echter beperkt en zou tijdens een krachtige contractie – zonder hernieuwde aanmaak – binnen tien seconden uitgeput zijn.

Energielevering

Een keten van energieleverende processen zorgt voor het in stand houden van een voorraad ATP, zodat de skeletspier in staat blijft om te contraheren.

Tijdens bewegen / sporten wordt deze energie geleverd uit achtereenvolgens:
- Creatinefosfaat (dit is in staat om ADP weer om te zetten in ATP).
- Anaerobe verbranding; hierbij wordt glucose verbrand zonder dat zuurstof in het proces betrokken wordt. Glucose wordt hierbij omgezet in melkzuur.
- Aerobe verbranding. Glucose wordt verbrand met gebruikmaking van zuurstof. Deze vorm van energielevering is in principe onbeperkt, zolang het lichaam beschikt over glucose en zuurstof.

Een spier kan de meeste kracht opbrengen tijdens de eerste tien seconden van een contractie. Na tien seconden vermindert de ATP-voorraad; dan zijn anaerobe en aerobe verbranding noodzakelijk om een zekere spiegel van ATP in stand te kunnen houden. De maximale contractiekracht die met behulp van deze verbrandingsprocessen kan worden geleverd is kleiner dan de maximale kracht tijdens de eerste tien seconden. Om de voorraad ATP en creatinefosfaat weer *volledig* op peil te brengen is één tot enkele minuten rust noodzakelijk.

Fast twitch* en slow twitch

Er zijn verschillende typen spiervezels. De goed doorbloede roodgekleurde spiervezels worden vooral ingezet tijdens duurbelasting en de witgekleurde relatief slecht doorbloede witte spiervezels worden vooral ingezet tijdens kortdurende krachtsinspanning.

- De 'trage' rode vezels worden ook wel *slow-twitch*-vezels van het type I genoemd. Na prikkeling van een slow-twitch-spiervezel duurt het circa 100 msec voordat de spiervezel volledig aangespannen is. Ongeveer de helft van een (gemiddelde) spier bestaat uit slow-twitch-vezels. Slow-twitch-vezels hebben een groot uithoudingsvermogen.
- De 'snelle' of 'explosieve' witte spiervezels worden ook wel *fast-twitch*-vezels van het type IIb genoemd. Na prikkeling van een fast-twitch-spiervezel duurt het slechts 50 msec voordat deze volledig aangespannen is. Ongeveer een kwart van een (gemiddelde) spier bestaat uit fast-twitch-vezels. Zij hebben een slecht uithoudingsvermogen.
- Een derde type is de IIa spiervezel. Deze is snel aanspannend (fast-twitch), heeft een matig uithoudingsvermogen en is rood van kleur. Ongeveer een kwart van een (gemiddelde) spier bestaat uit IIa-spiervezels. De eigenschappen ervan bevinden zich tussen die van het type I en type IIb.
- Een vierde type spiervezel, de IIc-fast-twitch-vezel is in zeer geringe mate aanwezig in spieren; hier wordt verder niet op ingegaan.

De verhouding van de verschillende typen spiervezels binnen een spier varieert per spier en per persoon. Zo bestaat de m. soleus, een spier die zeer frequent aanspant tijdens wandelen en hardlopen, bij iedereen vrijwel volledig uit slow-twitch type I-spiervezels.

De verhouding van de diverse spiervezeltypen is individueel vastgelegd. Zo zijn er personen met veel slow-twitch-vezels in de beenspieren: zij hebben over het algemeen aanleg voor langeafstandhardlopen. Andere personen hebben meer fast-twitch-vezels in de beenspieren en kunnen beter sprinten.

> Van wereldkampioenen van de marathon wordt beschreven dat zij meer dan 90% slow-twitch-spiervezels in de m. gastrocnemius hebben. Sprinters van wereldformaat hebben echter maar ongeveer een kwart slow-twitch-spiervezels in de m. gastrocnemius.[5]

---

*   *To twitch = trekken. Slow twitch betekent in dit verband: trage aanspanning van een spier na prikkeling.*

Leeftijd en spieratrofie

Een geleidelijke afbraak van spiervezels begint op ongeveer 50-jarige leeftijd en neemt toe naarmate men ouder wordt. Op 80-jarige leeftijd is ongeveer de helft van het aantal spiervezels verloren gegaan.[6] De oorzaak van leeftijdgerelateerde spieratrofie is spontane denervatie[7] met als gevolg geleidelijke uitval van motorunits. Met het verdwijnen van motorunits gaan ook de gedenerveerde spiervezels verloren. De mate waarin spieratrofie optreedt, is afhankelijk van het activiteitenniveau van het individu. Bij getrainde personen treedt minder snel spieratrofie op dan bij passieve personen. Toch kunnen ook topatleten en gewichtheffers hun hoge niveau niet meer handhaven als zij ouder zijn dan 40 jaar.[5]

Pathologie

Een spierruptuur treedt op wanneer de maximale belastbaarheid van de spierpeeseenheid wordt overschreden. Meestal ontstaat een spierruptuur als gevolg van een extreme *excentrische* contractie, omdat daarbij de grootste kracht door de spier kan worden opgebracht. Het letsel bevindt zich bijna altijd op de spierpeesovergang. Een spierscheur betreft niet alleen een beschadiging van contraherend spierweefsel maar ook van het omringende bindweefsel, bloedvaten en innerverende zenuwuiteinden. **Ruptuur (zweepslag)**

Tijdens een goed gecontroleerde beweging zal niet snel een letsel optreden. Eerder ziet men rupturen ontstaan bij felle (contact)sporten zoals voetbal, badminton en basketbal.

Parese van de spier is een gevolg van disfunctie van innerverende zenuwen. Een paretische spier verliest zijn contraherende functie. *Partiële* paresen leiden tot uitval van een deel van de aanwezige motorunits in de spier. De spier wordt hierdoor zwakker. De oorzaken van uitval van zenuwen zijn zeer divers. **Parese**

Wanneer voedende arteriën niet in staat zijn bloed te leveren aan een spier dan ontstaat zuurstoftekort. Gevolg is pijn en onvermogen langdurig te contraheren. Een partiële afsluiting van een arterie leidt meestal alleen tot symptomen *tijdens* inspanning. Een afsluiting kan worden veroorzaakt door atherosclerose, een bloedprop of door druk van buitenaf. Een (gedeeltelijke) afsluiting van een vene leidt juist tot pijn bij staan die verdwijnt tijdens *lopen*. **Circulatiestoornis**

Een bijzondere oorzaak van zuurstoftekort kan ontstaan door het compartimentsyndroom; hierbij wordt de druk in de spier zo hoog dat intramusculaire arteriën worden dichtgedrukt.

Gewenste inflammatie van een spier treedt op na weefselletsel; dit is een fysiologische reactie die ten dienste staat van het genezingsproces. *Onge-* **Ongewenste inflammatie** *wenste* inflammatie kan optreden als gevolg van een auto-immuunproces zoals polymyositis of dermatomyositis.*

Myositis ossificans Soms kan een – meestal door een stomp trauma ontstane – inflammatie van een spier (myositis) ontsporen; na het weefselletsel volgt een abnormaal reparatieproces gelijkend op callusvorming na botbreuken; er vormt zich bot in de spier; men noemt deze vorm van pathologie *myositis ossificans*.

Pathologie van de pees

Een pees moet gezien worden als onderdeel van een spier; wanneer een pees niet goed functioneert, heeft dit een direct gevolg voor de functie van de gehele spier. Enkele veelvoorkomende peesaandoeningen zijn: rupturen, tendinose,** frictiesyndromen, tendinitis calcarea en ongewenste tendinitiden bij reumatische aandoeningen. Deze aandoeningen worden in dit boek buiten beschouwing gelaten.

Literatuur

1. Berg van den F. Toegepaste fysiologie: bindweefsel van het bewegingsapparaat. Utrecht: Lemma BV, 2000:169-214.
2. Lohman AHM. Vorm en beweging. Negende druk. Houten, Diegem: Bohn Stafleu Van Loghum, 2000:36.
3. Wilmore JH, Costill DL. Physiology of sport and exercise. Leeds: Human Kinetics, 1994:26.
4. Bennell KL, Malcolm SA, Khan KM, Thomas SA, Reid SJ, Brukner PD, Ebeling PR, Wark JD. Bone mass and bone turnover in power athletes, endurance athletes, and controls: a 12-month longitudinal study. Bone, 1997 May;20(5): 477-84.
5. Wilmore JH, Costill DL. Physiology of sport and exercise. Leeds: Human Kinetics, 1994:37.
6. Faulkner JA, Larkin LM, Claflin DR, Brooks SV. Age-related changes in the structure and function of skeletal muscles. Clin Exp Pharmacol Physiol 2007 Nov;34(11):1091-6.
7. Dow DE, Dennis RG, Faulkner JA. Electrical stimulation attenuates denervation and age-related atrophy in extensor digitorum longus muscles of old rats. J Gerontol A Biol Sci Med Sci 2005 Apr;60(4):416-24.

---

* *Voor een uitgebreide beschrijving hiervan zie* Orthopedische Casuïstiek *casus A11: spierzwakte, vermoeidheid en pijn, binnen een jaar ontstaan bij een vierjarige jongen. Ingrid Vrenken. November 2002.*

** *Uitgebreide informatie over dit onderwerp is te vinden in een eerder verschenen boek van* Orthopedische Casuïstiek: onderzoek en behandeling van peesaandoeningen / tendinose. *Koos van Nugteren, Dos Winkel, 2006.*

1 Kuitpijn en onvermogen om te lopen bij een 73-jarige vrouw die van de trap is gevallen

Koos van Nugteren

Onder aan de trap kwam ze bij bewustzijn; het betrof een 73-jarige vitale vrouw. Ze keek naar boven en realiseerde zich dat ze van de trap was gevallen. Waarom en hoe zij precies gevallen was kon zij zich niet meer herinneren. Zij voelde hevige pijn in haar rechteronderbeen en enkel en vermoedde dat zij haar been had gebroken. Door haar man werd zij eerst naar haar huisarts en vervolgens naar het ziekenhuis gebracht waar röntgenfoto's van haar aangedane onderbeen en voet werden gemaakt. De foto's toonden echter geen afwijkingen. Wel was sprake van een lichte hersenschudding. Bij klinisch onderzoek van de enkel werd een ligamentletsel vastgesteld als gevolg van een enkeldistorsie. Kennelijk had zij bij haar val de enkel omgeslagen. De voet werd gezwachteld en patiënte kreeg het advies om na een week de enkel te laten intapen door een fysiotherapeut.

Acht dagen na het trauma bezoekt zij de fysiotherapeut.

Status praesens

Patiënte zit in een rolstoel; zij is niet in staat haar aangedane been te belasten vanwege pijn in de kuit en pijn in de enkel, vooral aan de laterale zijde.

Inspectie

De enkel is gezwollen; hierdoor staat de huid nogal gespannen. Er is een klein hematoom zichtbaar aan de laterale zijde van de voet.

Als ik patiënte vraag om - steunend op krukken - te proberen haar voet te belasten, gaat zij hoog op de tenen van haar aangedane voet staan. Zij is niet in staat haar voet plat op de grond te plaatsen vanwege hevige pijn in haar kuit.

Algemene palpatie

Het onderbeen en de voet zijn duidelijk warmer dan aan de gezonde zijde. Enkele seconden aanhoudende druk - met een vinger - op de gezwollen enkel laat een putje achter; er is dus sprake van oedeem.

Functieonderzoek

De gezwollen enkel maakt het lastig om alle passieve bewegingen volledig uit te voeren:
- Alle passieve bewegingen provoceren in meer of mindere mate pijn.
- Passieve inversie van de enkele provoceert in hevige mate herkenbare pijn aan de laterale zijde van de voet.
- Passieve dorsaalflexie is sterk beperkt en provoceert hevige pijn in de kuit, vooral wanneer deze beweging wordt uitgevoerd met een gestrekte knie; er is sprake van een spitsvoet.
- Weerstandstesten provoceren slechts in geringe mate pijn.

Interpretatie Inspectie en het onderzoek doen vermoeden dat sprake is van twee aandoeningen. Allereerst zijn er symptomen van een laesie van ligamentum talofibulare anterius tengevolge van een enkeldistorsie. Wat hier echter niet bij past is de kuitpijn en het onvermogen de voet - in stand - plat op de grond te zetten; dit is een beeld dat past bij een acute spierscheur van de m. gastrocnemius (zweepslag).

Normaliter is de diagnose van een zweepslag eenvoudig te stellen; de patiënt voelt bij een zweepslag een tik in of tegen de kuit waarna lopen niet meer mogelijk is vanwege kuitpijn.
Aangezien betreffende patiënte buiten bewustzijn geweest is en zich niet meer kan herinneren hoe het trauma ontstaan is, moeten we in het geval van deze casus de diagnose volledig bepalen aan de hand van het klinisch beeld.

Specifieke palpatie

De voet Druk op de - door oedeem - gespannen voet provoceert bijna overal enige pijn. Herkenbare forse drukpijn wordt echter gevoeld op de laterale malleolus en het daaronder gelegen ligamentum talofibulare anterius.

De kuit Specifieke palpatie van de kuit toont herkenbare forse drukpijn op de spierpeesovergang van de m. gastrocnemius. Hiermee is de diagnose rond; naast een enkeldistorsie is sprake van een zweepslag (spierscheur). Waarschijnlijk is het letsel ontstaan tijdens het trapaflopen waarna zij is gevallen en haar enkel heeft omgeslagen.

Diagnose

Ruptuur van de m. gastrocnemius (zweepslag) en een laesie van het ligamentum talofibulare anterius tengevolge van een enkeldistorsie

Therapie

De therapie na een enkeldistorsie bestaat uit een periode van gedoseerde rust van ongeveer een week, waarna de enkel wordt getapet en geleidelijk de belasting wordt opgevoerd. Met een tapeconstructie om de enkel kan een patiënt gemakkelijker lopen zonder groot gevaar op een recidief van de enkeldistorsie.

Enkeldistorsie

Voor deze patiënt geldt echter: pas zodra de spierscheur voldoende genezen is om de voet te belasten, wordt tapen zinvol.

De therapie na een zweepslag bestaat uit:

Zweepslag

- Gedoseerde rust: na een spier- of ligamentscheur ontstaat inflammatie van het gelaedeerde weefsel. Tijdens de periode van inflammatie (enkele dagen tot enkele weken) is relatieve rust belangrijk. Patiënt mag de voet - onbelast en zittend op een stoel - bewegen tot aan of iets over de pijngrens.
- Rekoefeningen. Aangezien een gescheurde spier de neiging heeft zich te herstellen in verkorte toestand, is het verstandig bewegingen en houdingen te stimuleren die de spier enigszins rekken. Betreffende patiënte kan bijvoorbeeld met de hulp van een handdoek die om de aangedane voet wordt gehouden, proberen om de kuitspier te rekken [illustratie?]. Lichte pijn is hierbij toegestaan.
- Tijdens het uitdoven van de inflammatie kan de patiënt proberen de belasting geleidelijk op te bouwen. Een concrete mogelijkheid hiervoor is fietsen op een hometrainer of, zodra de patiënt veilig kan op- en afstappen, ook op een gewone fiets.
- Licht belaste oefeningen in stand: voorzichtig rekken en zodra de voet weer vlak kan worden neergezet op de grond; afwisselend op de tenen gaan staan. De oefening kan men lichter of zwaarder doseren door de gezonde voet in meer of mindere mate te belasten.
- Wandelen, zo functioneel als mogelijk is, gebruikmakend van één of twee krukken. Afhankelijk van de ernst van de spierscheur kunnen de krukken worden weggelaten na circa twee tot vier weken.
- Dragen van schoenen met een hakje; dit is verstandig zolang de patiënt mank loopt vanwege de spitsvoetstand. Uiteraard moeten de hakken niet te hoog zijn vanwege het gevaar van een enkeldistorsie. Vooral de patiënt uit deze casus moet hiervoor oppassen. In de loop van de revalidatie worden schoenen gekozen met een lagere hak.
- In een later stadium: coördinatieoefeningen.

- Indien van toepassing: sportspecifieke training met plyometrische oefeningen (sprongvormen). Dit wordt pas in een laat stadium van de revalidatie toegepast.

Follow-up Gedurende drie weken kan patiënte de aangedane zijde nauwelijks belasten. Zij blijft met krukken op de tenen van haar aangedane been lopen. Daarna gaat het snel vooruit; de spitsvoet verdwijnt en normaal lopen wordt mogelijk. Wel gebruikt ze hiervoor schoenen met een klein hakje. Zes weken na het trauma is zij weer in staat normaal te lopen. Drie maanden na het trauma is zij volledig klachtenvrij, zowel voor wat betreft de kuit als de enkel.

Bespreking De diagnose 'spierscheur van de m. gastrocnemius' was bij bovenstaande patiënt lastiger dan normaal het geval is omdat de patiënt zich het mechanisme van het letsel niet kon herinneren en omdat sprake was van dubbele pathologie. Een spierscheur in de kuit is echter in de meeste gevallen gemakkelijk te herkennen. Het klassieke geval van een spierscheur is dat van een sporter die tijdens een sprong of het aanzetten tot een sprint een tik voelt in de kuitspier. Het gebeurt meestal tijdens een extreme *excentrische* contractie omdat hierbij de meeste kracht door de spier kan worden opgebracht. Verhoogd risico lopen de wat oudere personen die al lang niet meer gesport hebben en weer willen beginnen met sporten.

Na een spierscheur ontstaat altijd een bloeding. De grootte van een zichtbaar hematoom zegt niet zo veel over de ernst van het letsel. Soms kan een klein letsel een grote bloeding veroorzaken en soms kan een groot hematoom onzichtbaar blijven. Een bloeding wordt namelijk alleen gezien als ook de spierfascie is gescheurd. Bij een intacte fascie blijft de bloeding verborgen; dan is dus sprake van een *onzichtbaar* hematoom.

De duur van het herstel is sterk afhankelijk van de ernst van het letsel. De meeste rupturen zijn na zes weken weer normaal belastbaar voor het dagelijks leven. Intensieve sportactiviteiten als springen en sprinten vragen echter veel grotere belastingen die men heel geleidelijk dient op te bouwen; het kan een jaar duren voordat de spier weer dezelfde belastbaarheid heeft van voor het letsel. Men moet zich realiseren dat met het scheuren van de spier ook zenuwuiteinden beschadigd raken. Bij het herstel van de spier moet dus *re-innervatie* van 'nieuw' spierweefsel tot stand komen; pas als dit heeft plaatsgevonden, is een normale functie van de spier weer mogelijk. Te snelle explosieve belasting leidt gemakkelijk tot recidieven. Gebleken is dat bij herhaalde recidivering van een spierscheur zich littekenweefsel vormt ter plaatse van het letsel; dit wordt ook wel fibrose genoemd. Een spier met fibrose is verminderd belastbaar. Absolute rust na een spierscheur is overigens ook af te raden; ook hierbij loopt men een verhoogd risico op fibrose van de spier. Gedoseerd opbouwen van de belasting is dus essentieel voor een goed herstel.

2 Chronisch recidiverende kuitpijn bij een 45-jarige triatleet

Dos Winkel, Pat Wyffels en Marc Martens

Een zeer sportieve man klaagde al enkele jaren over steeds terugkerende pijn in de rechterkuit. De klachten begonnen acuut tijdens een triatlonwedstrijd bij het lopen van de marathon, op zes kilometer van het einde. Er ontstond eerst een soort kramp, na een half uur gevolgd door een hevige pijn, waardoor hij niet verder kon lopen. Uiteraard was patiënt zeer teleurgesteld dat hij zijn wedstrijd niet kon uitlopen. Het was zijn derde triatlon.

Er volgde een periode van maandenlange revalidatie, met tussendoor steeds weer proberen hoe het ging. Steevast kon patiënt de eerste kilometers zonder pijn lopen, maar altijd kwam de pijn daarna weer zo hevig terug, dat hij het lopen moest opgeven. Opgeven deden ook de vier opeenvolgende fysiotherapeuten…! Niemand kon de klachten van patiënt verklaren en niemand nam de moeite verder aanvullend onderzoek te doen. Ook de huisarts wist geen oplossing en patiënt werd ook niet verwezen naar een orthopeed.

Op aanraden van een kennis, die eerder patiënt bij ons was, kwam hij op ons spreekuur (PW en DW).

Status praesens

We zien een uitermate teleurgestelde man, die maar één ding wil en dat is lopen. Fietsen en zwemmen doet hij nog wel, maar die geven hem niet de voldoening die hij heeft wanneer hij loopt.

Hij blijft echter proberen; in het dagelijks leven heeft hij geen last (patiënt is ambtenaar) en elke twee weken doet hij een nieuwe poging, die gewoonlijk na drie tot vijf kilometer gestaakt moet worden. De pijn is in het middelste mediale deel van de kuit gelokaliseerd.

Inspectie

Geen bijzonderheden. Geen malalignment van de benen en voeten. Patiënt heeft zijn loopschoenen meegebracht, die ook geen abnormaal slijtpatroon vertonen.

Palpatie

In het middelste eenderde deel van de mediale m. gastrocnemius is een ongeveer 2 cm lange verharding te voelen. Palpatie hiervan wekt de voor patiënt herkenbare pijn op.

Functieonderzoek

Negatief; ook het springen op één been is negatief (waarschijnlijk wel positief na provocatie door middel van lopen).

Interpretatie Hier is kennelijk sprake van een *verwaarloosde* spierscheur. Verwaarloosd betekent in dit geval, dat patiënt steeds *te vroeg* met belasten is begonnen. Bij sommige patiënten genezen spierscheuren zeer traag. Dit geldt vooral voor grote laesies. Het is dan zaak om de belasting zeer geleidelijk op te voeren, daar anders steeds recidief van de spierscheur optreedt. Als er tijdens oefenen of lopen pijn optreedt, dient men de belasting op de spier te verminderen, daar anders een uitbreiding van de traag genezende scheur ontstaat!

De hier beschreven patiënt heeft nooit langer dan twee weken niet hardgelopen; elke poging was pijnlijk, vertraagde de genezing en zorgde mogelijk zelfs voor uitbreiding van het letsel.

We geven patiënt zo uitgebreid mogelijk uitleg over zijn vermoedelijke aandoening en leggen hem ook uit dat we door middel van echografie het letsel moeten kunnen visualiseren.

Aanvullend onderzoek Echografie toont een bijna 3 cm lange niet-genezen ruptuur in de mediale m. gastrocnemius.

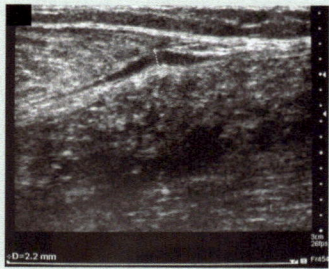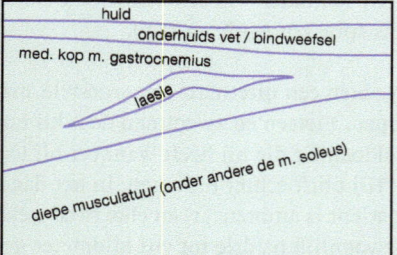

Figuur 2-1a
Echografie toont een bijna 3 cm lange niet-genezen ruptuur in de mediale m. gastrocnemius.

Diagnose

Chronisch recidiverende ruptuur in de mediale m. gastrocnemius

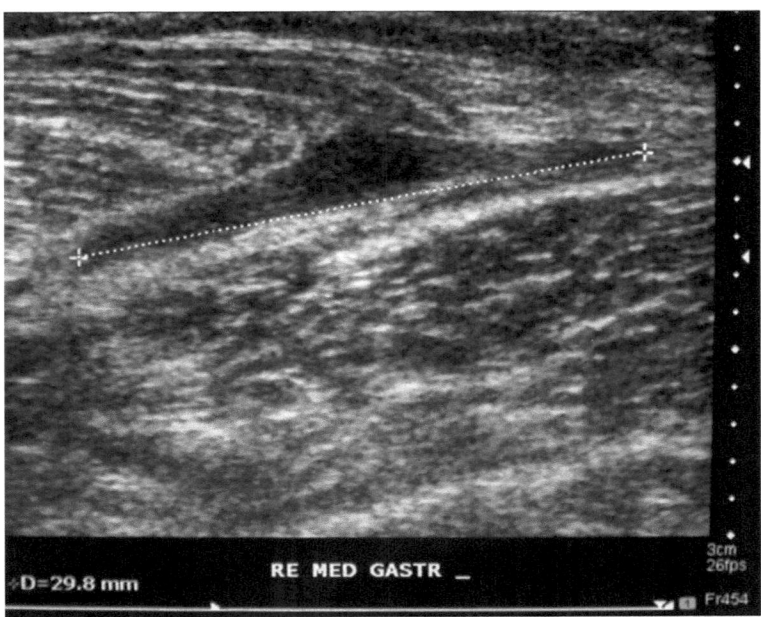

Figuur 2-1b
Detailopname van de laesie.

Therapie

Patiënt moet kiezen uit het accepteren van zijn situatie, *of* opnieuw conservatieve behandeling, *of* zich laten opereren waarbij het gehele letsel uitgebreid gereseceerd wordt. We leggen patiënt uit dat, indien hij voor operatie kiest, hij met een zeer lange revalidatieperiode van ten minste drie maanden – maar waarschijnlijk langer – rekening moet houden. Aangezien patiënt weinig vertrouwen meer heeft in conservatieve behandeling en graag weer lange afstanden wil gaan lopen, kiest hij voor opereren.

Tijdens de operatie wordt het littekenweefsel zo uitgebreid mogelijk verwijderd, zodat het gezonde weefsel weer aan elkaar kan groeien.

Follow-up

Patiënt wordt vanaf de eerste dag na de operatie behandeld met actieve onbelaste oefentherapie en – eveneens vanaf het begin – voorzichtige rekkingsoefeningen. Hij loopt met twee krukken. Na een week mag hij zijn voet minimaal belasten, dat wil zeggen, de bodem raken en de afwikkelbeweging maken. Twee weken na de ingreep mag het been halfbelast worden en mag patiënt weer gaan zwemmen en halfbelast fietsen op de hometrainer. Pas na drie weken laten we hem met één kruk lopen.

Pas drie maanden postoperatief wordt begonnen met joggen, hoewel – als het aan patiënt gelegen had – hij al veel eerder begonnen zou zijn. De opbouw van de belasting vindt hij ook allemaal erg lang duren, maar we benadrukken dat we bij hem geen enkel risico willen lopen. Hij begint met vijf minuten, om de dag. Na een week mogen er vijf minuten bij en in de derde week mag hij twintig minuten joggen.

Een half jaar na de operatie zien we patiënt voor zijn laatste controle: hij loopt weer volop en is erg dankbaar voor het resultaat. Drie dagen later zien we hem onverwacht terug... hij heeft opnieuw een ruptuur in zijn kuit, maar nu op een andere plaats, ongeveer 7 cm van zijn oude ruptuur!

We drukken hem op het hart, nu de voor hem correcte regels in acht te nemen en – hoe erg dit voor hem ook is – erg veel tijd te nemen voor zijn revalidatie.

Het laatste contact met patiënt dateert van ruim een jaar na de operatie. Hij is volop in training voor een nieuwe triatlon...

Bespreking

Spierrupturen komen vaak voor. Sommige mensen hebben echter spieren die gevoeliger zijn dan normaal, waardoor zij eerder spierscheuren krijgen dan anderen. De predilectieplaatsen zijn: de spierbuiken van de m. quadriceps femoris, de hamstrings en de m. gastrocnemius. Het is van groot belang deze aandoeningen tijdig te herkennen en voldoende tijd te besteden aan de revalidatie, daar anders recidief op recidief volgt. Overigens wordt langdurige *absolute* rust afgeraden. In beide gevallen is het gevolg de vorming van bindweefsel in plaats van spierweefsel ter plaatse van het letsel; men noemt dit fibrose. Een conservatief moeilijk behandelbare aandoening is het gevolg.

Een niet-genezen spierscheur wordt vaak niet als zodanig herkend. Naast het stellen van de klinische diagnose, is echografie de meest gevoelige vorm van diagnostiek. Bij operatief ingrijpen is het van belang het weefsel niet te zuinig te excideren, zodat er alleen gezond spierweefsel overblijft. Hierdoor verbetert de kans op volledig herstel.

> Men kan zich afvragen of het mogelijk was geweest om deze patiënt te behandelen met goed gedoseerde excentrische *kracht*training. Hiervan is bekend dat deze oefenmethode de kwaliteit van *peesweefsel* in gunstige zin beïnvloedt. Excentrische krachttraining wordt toegepast bij de behandeling van *tendinose*, maar er is nog weinig bekend over de resultaten bij *fibrose* in geval van recidiverende spierrupturen. Deze patiënt kwam jaren geleden in behandeling, toen er nog weinig bekend was over de gunstige effecten van excentrische krachttraining bij de behandeling van tendinose.

3 Sinds vier jaar bestaande pijn in beide kuiten bij een 46-jarige sportieve voetballer

Koos van Nugteren

Eigenlijk had deze voetballer al acht jaar pijnklachten aan zijn onderbenen: het begon aanvankelijk met pijn aan beide achillespezen. De klachten waren kenmerkend voor een tendopathie: hij had pijn aan het begin van iedere voetbalwedstrijd, maar gedurende het voetballen verdwenen de klachten weer. Vervolgens had hij pijn na het voetballen, tot een dag na de wedstrijd. Het was echter nooit zo erg dat hij besloot te stoppen met sporten. Behalve aan voetbal deed hij ook nog aan hardlopen en wielrennen. Soms gebruikte hij inleghieltjes in zijn schoenen, zodat de achillespees wat minder werd gerekt. Hoewel hij het sporten nooit hoefde te staken, was hij eigenlijk alleen langdurig klachtenvrij in de zomervakantie.

Vier jaar geleden veranderde er iets in de situatie. Tijdens het voetballen voelde hij iets springen in zijn rechterkuit waarna hij direct de wedstrijd moest staken. Na een paar weken was de situatie voor zijn gevoel voldoende hersteld om weer te gaan sporten. Hetzelfde probleem herhaalde zich echter sindsdien vele malen. Daarbij werd ook zijn linkerkuit regelmatig getroffen. Aangezien sporten een belangrijke invulling van zijn leven was geworden, nam hij nooit de tijd om langdurig te revalideren. Het laatste halfjaar hield hij continu lichte pijn en het schoot nu zo vaak in zijn kuit dat hij overwoog te stoppen met sporten, zeker toen hij tijdens de nieuwjaarsloop (tien kilometer hardlopen) twee pijnscheuten voelde enkele seconden na elkaar: beide kuiten werden nu getroffen en na enkele passen was hij gedwongen de nieuwjaarsloop op te geven.

Toen vier jaar geleden de problemen met de kuitspier begonnen, verminderde overigens het probleem aan de achillespezen. Hij vermoedde dat dit kwam doordat de kuitspierblessures hem verhinderden om langdurig voluit te sporten.

Ik zie patiënt drie weken na de zo slecht verlopen nieuwjaarsloop.

Status praesens

Hij is inmiddels weer begonnen met voetbal en heeft daarbij pijn in beide kuitspieren (rechts > links). Pijn wordt gevoeld enkele centimeters onder het midden van de kuit.

Inspectie

Patiënt kan goed op de tenen lopen, maar blijft 'iets' voelen van de pijnlijke plek in zijn rechterkuit. De kuitmusculatuur is goed ontwikkeld en ziet er normaal uit.

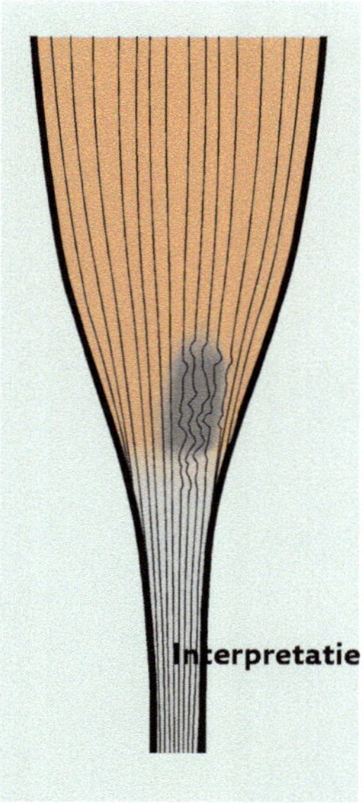

Palpatie

Algemene palpatie levert geen bijzonderheden op: er zijn geen temperatuurveranderingen waarneembaar. Bij meer specifieke palpatie wordt enige drukpijn gevonden op de voor hem pijnlijke plek: iets onder het midden van de kuit.

Functieonderzoek

Het functieonderzoek levert weinig bijzonderheden op: er bestaat enige gevoeligheid bij rek van de m. gastrocnemius. Op de tenen lopen is niet pijnlijk.

Interpretatie

De diagnose is niet moeilijk: het betreft een recidiverende 'coup de fouet' (zweepslag), ofwel een steeds terugkerende spierscheur in de m. gastrocnemius. De motivatie om te sporten is voor patiënt zo groot dat hij steeds onvoldoende tijd heeft genomen om het letsel te laten herstellen. De continue (lichte) pijn die patiënt het afgelopen halfjaar ervaren heeft en de hoge frequentie van recidieven doen vermoeden dat zich inmiddels ook zwak degeneratief bindweefsel ter plaatse van het letsel heeft gevormd. Woekering van dergelijk littekenweefsel wordt ook wel fibrose genoemd.

Figuur 3-1
Fibrose: woekering van zwak degeneratief bindweefsel ter plaatse van het letsel.

Diagnose

Chronisch recidiverende ruptuur van de m. gastrocnemius

Therapie

Mogelijkheid 1: langdurig relatieve rust en vervolgens zeer geleidelijk de belasting opbouwen.

Het probleem voor deze fanatieke sporter is echter zich te dwingen om lang genoeg rust te houden en voldoende tijd te nemen om de belasting op te bouwen (zie hoofdstuk 2). Zwak degeneratief weefsel heeft immers de neiging om zeer traag te herstellen.

Mogelijkheid 2: operatieve verwijdering van gedegenereerd weefsel.

Voor een operatieve behandeling voelt patiënt echter niets.

Mogelijkheid 3: excentrisch toegepaste krachttraining van de kuitspieren met de bedoeling het gedegenereerde weefsel te versterken.

Aangezien de laatste jaren gebleken is dat *pees*degeneraties met succes behandeld kunnen worden door excentrisch toegepaste spierversterkende oefeningen, geef ik hem de suggestie het oefenprogramma te volgen dat wordt voorgeschreven bij patiënten met degeneratieve veranderingen in de achillespees *(zie bijlage I)*. Patiënt begint dezelfde dag nog met het oefenprogramma zoals beschreven is door Alfredson[1] en Fahlstrom[2] voor achillespeestendinose. Mijn bedoeling met dit krachttrainingsprogramma is het versterken van het zwakke littekenweefsel dat zich vermoedelijk in de kuitspier gevormd heeft.

Follow-up

Hoewel de patiënt gedurende de eerste dagen flink spierpijn heeft, gaat hij consequent door met oefenen, tweemaal per dag. Hij weet dat het oefenprogramma drie maanden duurt en er niet direct resultaat te verwachten is. Toch kan hij het niet laten: een week na het begin van de kuitspierversterkende oefeningen gaat hij weer voetballen. Het betreft een zware wedstrijd op een besneeuwd voetbalveld. Hoewel hij bijna overal spierpijn krijgt, heeft hij voor het eerst sinds lange tijd *geen* last van zijn kuitspieren.

Spierpijn

Spierpijn gedurende de eerste dagen na het begin van de krachttraining moet geaccepteerd worden. Het gevaar van letsels door training van spieren met spierpijn, lijkt erg mee te vallen. Dit blijkt uit recent promotieonderzoek door Ji-Guo Yu (2003)[3] naar de oorzaken van – door training veroorzaakte – spierpijn. Zijn conclusie is dat spierpijn *niet* wordt veroorzaakt door *beschadiging* van spierweefsel, maar eerder een teken is dat de spier zich aanpast aan zwaardere omstandigheden.

De daaropvolgende maand doet patiënt trouw en intensief de voorgeschreven spierversterkende oefeningen. Al die tijd blijft hij klachtenvrij, ondanks deelname aan een aantal voetbalwedstrijden. Zowel patiënt als therapeut is verbaasd over dit onverwacht snelle resultaat. De excentrische krachttraining blijft hij voorlopig consequent volhouden.

Weer een maand later voelt patiënt zich genezen en stopt met de excentrische training. Een paar weken later voelt hij na het voetballen weer lichte pijn in beide *achillespezen*, maar niet in de kuitspier. Na hervatting van de excentrische training verdwijnt deze pijn weer binnen twee weken. Drie jaar na aanvang van de therapie is patiënt nog steeds klachtenvrij en verklaart zich beter te voelen dan ooit. Laagfrequent voert hij nog de excentrische oefeningen uit; hiermee onderhoudt hij de herkregen kracht en kwaliteit van de kuitspieren.

Bespreking Hoewel één patiënt weinig zegt over de werkzaamheid van de gevolgde therapie is het resultaat wel opvallend. Het ziet ernaar uit dat, analoog aan chronische peesdegeneratie, ook de chronisch recidiverende spierscheur kan worden behandeld met excentrische krachttraining. Essentieel hierbij is dat de aandoening zich in een *chronisch* stadium bevindt. Een 'verse' *acute* spierscheur wordt uiteraard niet op deze manier behandeld.

Het addendum volgend op deze patiëntencasus gaat uitgebreid in op de meest efficiënte methode van krachttraining.

Literatuur

1 Alfredson H, Pietilä T, Jonsson P, Lorentzon R. Heavy-load eccentric calf muscle training for the treatment of chronic Achilles tendinosis. The American J of Sports Med 1998;26(3):360-6.
2 Fahlstrom M, Jonsson P, Lorentzon R, Alfredson H. Chronic Achilles tendon pain treated with eccentric calf-muscle training. Knee Surg Sports Traumatol Arthrosc 2003 Sep;11(5):327-33.
3 Yu, Ji-Guo. Re-evaluation of exercise-induced muscle soreness. An immunohistochemical and ultrastructural study. Solfjädern Offset AB: Umea, 2003.

3a Addendum: training van spieren

Koos van Nugteren

Spieren kunnen zich uitstekend aanpassen aan verandering van omstandigheden. Als spieren niet gebruikt worden gaan zij *hypotrofiëren*. Als spieren getraind worden op het leveren van kracht *hypertrofiëren* zij. De getrainde spier wordt dan dikker en krachtiger. Deze hypertrofie ontstaat vooral door een toename van de cel*inhoud* van de spier; het *aantal* spiercellen blijft nagenoeg gelijk. De cel wordt dikker door toename van de hoeveelheid actine en myosine erin. De myofibrillen nemen in aantal[1] en omvang toe; de spiercellen ofwel spiervezels worden daardoor dikker en de spier hypertrofieert (*figuur 3a-1*).

Hypertrofie en hyperplasie

Het dikker worden van een spier door krachttraining kan in principe op twee manieren plaatsvinden: door hypertrofie van de individuele spiervezels of door hyperplasie; in geval van hyperplasie worden er *nieuwe* spiervezels gevormd. Tot voor kort dacht men dat het aantal spiervezels bij de geboorte was vastgelegd. Men vermoedde dat hyperplasie onmogelijk was in menselijk spierweefsel.[2]

Dierproeven bij katten hebben echter aangetoond dat hyperplasie – althans bij katten – mogelijk is als er tenminste zeer zwaar wordt getraind.[3] De toename van het aantal vezels komt tot stand door vezelsplitsing waarna de beide individuele vezels weer uitgroeien tot volwaardige spiervezels. Onderzoek bij bodybuilders suggereert dat na jaren extreem zware training ook in menselijk spierweefsel het aantal spiervezels per motorunit kan toenemen.[4] Vooralsnog gaat men ervan uit dat, *als* hyperplasie in menselijk spierweefsel mogelijk is, deze een ondergeschikte rol speelt.

Figuur 3a-1
Spierhypertrofie. Links: een niet-getrainde spier. Rechts: dezelfde spier na een jaar training. De myofibrillen in de spiervezel nemen in aantal en omvang toe. De spiervezels worden daardoor dikker.

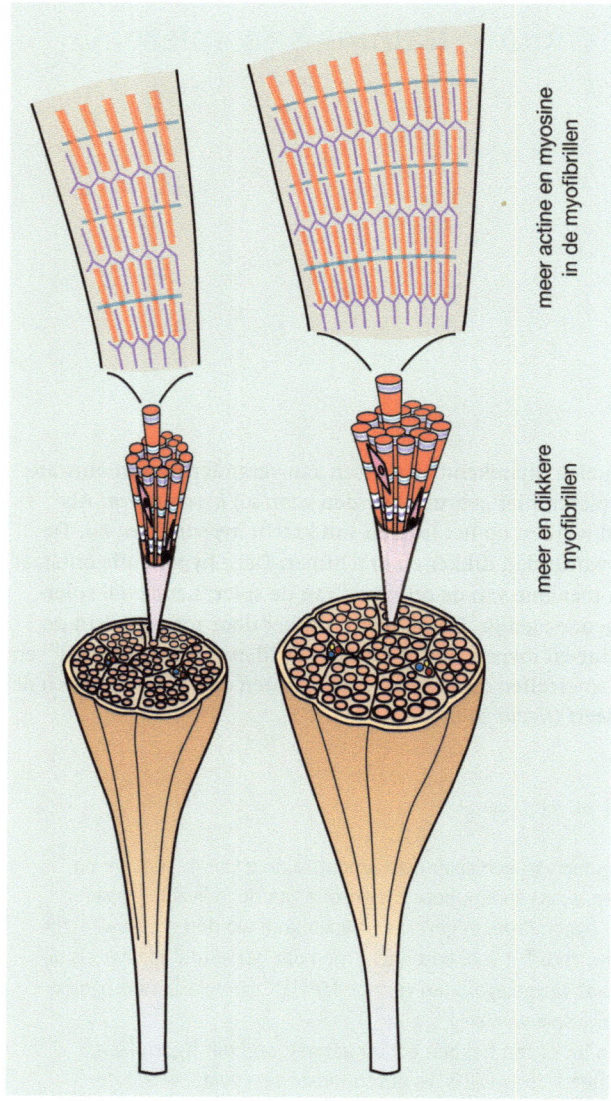

Duurtraining

Wanneer er voor *minder* dan 30% van de maximale kracht van een spier (< 30% van 1-RM*) wordt getraind, dan is geen sprake meer van krachttraining maar van duurtraining. De kracht van de spier neemt daarbij dus niet toe, het uithoudingsvermogen wel.

---

* 1-RM = 1 *repetition maximum* = 1 herhalingsmaximum, ofwel het gewicht dat nét een keer in een vloeiende beweging over het hele bewegingstraject kan worden verplaatst. 10-RM is derhalve het gewicht dat maximaal tien keer kan worden verplaatst.

Door *duurtraining* van ongetrainde spieren ontstaat een lichte mate van hypertrofie. Door *krachttraining* ontstaat in veel sterkere mate spierhypertrofie. Als een krachtsporter stopt met krachttraining en begint met duurtraining dan gebeurt het tegenovergestelde: de spieren gaan *hypo*trofiëren; zij worden dus juist minder dik.[5] Verder verbetert door duurtraining de intramusculaire bloedvoorziening om de spier gedurende lange tijd van glucose en zuurstof te voorzien. Er vormen zich haarvaatjes rondom de spiervezels om uitwisseling van zuurstof en voedingsstoffen te verbeteren. De mitochondria* in de spiercellen nemen in omvang en aantal toe om energieoverdracht naar de spiervezels te optimaliseren. Uiteraard verbetert ook de hartconditie door duurtraining; verhoging van hartfrequentie en slagvolume moet er immers voor zorgen dat actieve spieren in korte tijd veel bloed ontvangen. Ten slotte wordt bij duurtraining meer vet opgeslagen in een spiervezel. De hoeveelheid direct beschikbare brandstof neemt daardoor toe.

Krachttraining

Wanneer er voor *meer* dan 30% van de maximale kracht van de spier wordt getraind dan zal de kracht van de spier na verloop van tijd toenemen. Deze krachtstoename is niet alleen het gevolg van het dikker en krachtiger worden van de spier, maar wordt bepaald door vele, vooral neurologische factoren. Factoren die de maximale spierkracht positief kunnen beïnvloeden zijn onder andere:
– verbeterde coördinatie tussen verschillende spiergroepen tijdens de krachtsinspanning;
– verbeterde coördinatie tussen de verschillende motorunits binnen de spier. Zo is aangetoond dat bij een bepaald trainingsprogramma voor ouderen de prikkelfrequentie van motorunits *afnam*, terwijl de spierkracht hetzelfde bleef of zelfs verbeterde;[6]
– het inzetten van meer motorunits tegelijk in de spier;
– het verhogen van de prikkelfrequentie waarmee de motorunits worden aangestuurd. Deze frequentie varieert van circa 20 Hertz bij kleine motorunits tot circa 100 Hertz bij grote motorunits;[7]
– het vergroten van de hoeveelheid actine en myosine binnen de spier; de spiermassa neemt hierdoor toe;
– het veranderen van de verdeling tussen *getrainde* witte en rode spiervezels. Bij een krachtsporter zullen vooral de witte spiervezels hypertrofiëren.[8]

---

* *Mitochondria: staaf- of bolvormige organellen in de spiervezel. Hier vindt de aerobe verbranding plaats.*

Men maakt onderscheid tussen snelkracht,* krachtuithoudingsvermogen** en maximale kracht.*** De maximale kracht die een spier kan opbrengen wordt ook wel het 1-RM (1 repeat maximum) of 1 HM (1 herhalingsmaximum) genoemd. Deze eenheid kan men weergeven als het maximale gewicht dat een spier of spiergroep één keer kan weerstaan (tillen, trekken, knijpen etc.). Analoog hieraan is de betekenis van 8-RM: het maximale gewicht dat een spier acht keer kan optillen. De maximale kracht die een spier kan opbrengen is de belangrijkste krachtkwaliteit; een hoog maximaal krachtniveau beïnvloedt de snelkracht en het uithoudingsvermogen van de kracht positief.[8]

Optimale methode van krachttraining

In een uitgebreide meta-analyse van Rhea et al. (2003),[9] en een review van Peterson et al. (2005)[10] wordt uitgewerkt wat volgens de huidige inzichten de optimale formule is voor het versterken van de spierpeeseenheid. Er wordt altijd getraind in series (of setjes) van een bepaald aantal herhalende spiercontracties. Tussen de series (of setjes) in wordt even gerust.
De optimale formule is afhankelijk van *de mate van de getraindheid* van de persoon. Leeftijd en geslacht zijn *niet* van invloed.
- In alle gevallen blijkt het trainen met *vier series* (van een aantal spiercontracties) een optimaal resultaat te geven. Tussen de series pauzeert men enkele minuten.
- Gezonde personen die *0-1 jaar getraind* hebben, verhogen het snelst hun maximale kracht als zij *drie keer per week* trainen met een intensiteit van 60% van het 1-RM. Dit komt meestal neer op tien tot vijftien herhalingen per serie. Een betere getraindheid van de persoon vraagt om een relatief hoge weerstand en minder herhalingen per serie.
- Personen die *meer dan een jaar getraind* hebben behalen de meeste krachtwinst als zij *twee keer per week* trainen met een intensiteit van 80% van het 1-RM. Dit komt meestal neer op ongeveer *acht herhalingen* per serie.

De Vos et al. (2005) toonden aan dat ook gezonde *ouderen* (ca. 70 jaar) de meeste krachtwinst behalen wanneer zij vrij zwaar trainen: trainen op 80% van 1-RM had duidelijk meer effect dan op 50 of 20% van 1-RM.

---

* *Snelkracht = explosieve kracht: dit is de eigenschap om weerstanden met hoge snelheid te overwinnen, bijvoorbeeld sprinten.*
** *Krachtuithoudingsvermogen = duurkracht: dit is de eigenschap om weerstanden gedurende langere tijd te overwinnen, bijvoorbeeld marathonlopen.*
*** *Maximale kracht: dit is de maximale kracht die een spier kan opbrengen ofwel de maximale weerstand die hij kan weerstaan, bijvoorbeeld bij gewichtheffen.*

Pauzetijd tussen de series

Tussen de series neemt men gewoonlijk één of enkele minuten pauze. Bij zeer zware trainingen (tot uitputting) is het nodig om minimaal twee minuten pauze te nemen tussen de series; deze hersteltijd is nodig om tijdens de volgende serie weer eenzelfde aantal herhalingen te kunnen volbrengen.[11] Tijdens de hersteltijd wordt de ATP- en creatinefosfaatvoorraad weer volledig aangevuld. Een langere pauze is voor *recreatieve* sporters niet nodig om tot een beter resultaat te komen.[12]

Bij een gering aantal herhalingen (5-10) met zware gewichten is de noodzakelijke pauzetijd relatief kort (0,5-2 minuten). Tijdens deze trainingen is alleen sprake van *anaerobe* verbranding.

Bij een groot aantal herhalingen met relatief lichte gewichten is een iets langere pauze nodig,[13] waarschijnlijk omdat hierbij – ook – een ander energiesysteem wordt aangesproken, namelijk de *aerobe* verbranding.

Concentrische, excentrische en isometrische contracties

- Bij een concentrische contractie verkort de spier zich, terwijl hij een weerstand overwint. Een concentrische contractie vindt plaats als iemand een gewicht optilt *(figuur 3a-2a)*.
- Bij een isometrische contractie contraheert de spier, maar er vindt geen beweging plaats. Een krachtige isometrische contractie vindt plaats als iemand een huis probeert om te duwen of bij een isometrische weerstandstest *(figuur 3a-2b)*. De maximale *isometrische* kracht van een spier is groter dan de maximale *concentrische* kracht.
- Bij een excentrische contractie verlengt de spier zich, terwijl hij arbeid levert; de externe weerstand overwint dus de kracht die de spier opbrengt *(figuur 3a-2c)*. De maximale excentrische kracht van een spier is veel groter dan de maximale concentrische en duidelijk groter dan de maximale isometrische kracht.

Het verschil tussen concentrische en excentrische maximale kracht van een spier verschilt per spiergroep.[8] Tijdens een *ex*centrische contractie kunnen spieren 20-60% meer kracht leveren dan tijdens een *con*centrische contractie.[14] Wanneer spieren excentrisch worden getraind, ondervinden zij een zwaardere belasting. De spierkracht neemt dan ook sneller toe als men excentrisch traint.[15] De hogere belasting op musculatuur tijdens excentrisch trainen heeft ook een keerzijde: spierpijn ontstaat veel sneller wanneer men *excentrisch* traint.

Men kan ook stellen dat bij gelijke externe belasting van de spier (bijvoorbeeld 10 kg) het gemakkelijker is om excentrisch te trainen dan concentrisch. De excentrische training wordt dan beter gecoördineerd uitge-

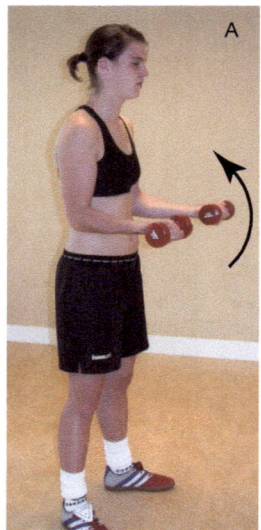
concentrische
contractie

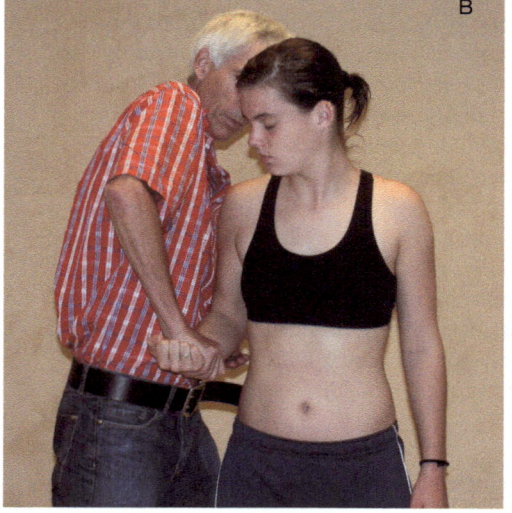
isometrische
contractie

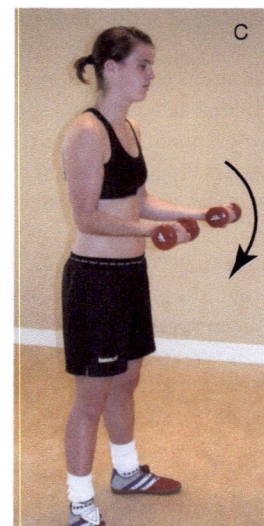
excentrische
contractie

Figuur 3a-2a-c
Concentrische, isometrische en excentrische contractie van de m. biceps brachii.

voerd. Bij de behandeling van degeneratieve peesaandoeningen blijkt het resultaat van excentrisch trainen groter dan van concentrisch trainen.*

Snelheid van contractie

Farthing et al. (2003)[16] onderzochten met behulp van echografie de mate van spierhypertrofie na krachttraining van de elleboogflexoren. Verschillende groepen vrijwilligers trainden op verschillende manieren: excentrisch, concentrisch, snelle contractie (180 graden per seconde) en langzame contractie (30 graden per seconde). Excentrisch uitgevoerde spiercontracties die snel werden uitgevoerd leiden tot de grootste mate van spierhypertrofie.

Hortobágyi et al. (1996)[17] vergeleken de veranderingen in spierkracht, vezeldikte en EMG-activiteit bij vijftien personen die respectievelijk 36 sessies concentrische (acht personen) en excentrische (zeven personen) krachttraining volgden.

De krachtwinst van excentrisch getrainde spieren was na 36 trainingen een factor 3,5 hoger dan de krachtwinst van concentrisch getrainde spieren.

---

* Uitgebreide informatie over dit onderwerp is te vinden in een eerder verschenen boek van **Orthopedische casuïstiek: Onderzoek en behandeling van peesaandoeningen / tendinose.** *Koos van Nugteren, Dos Winkel.*

De toename van het spiervezeloppervlak (type-II-spiervezels) bleek na excentrische training tienmaal groter te zijn dan de toename van het vezeloppervlak bij de concentrisch getrainde spieren.

De toename van EMG-activiteit was een factor 7 meer bij de excentrisch getrainde spieren ten opzichte van de toename bij de concentrisch getrainde spieren.

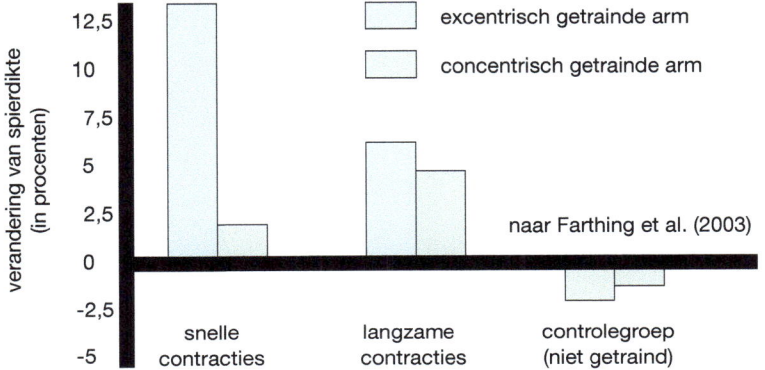

Figuur 3a-3
Excentrisch uitgevoerde spiercontracties die relatief snel worden uitgevoerd (180 graden per seconde) leiden tot de grootste mate van spierhypertrofie.

Aanbevelingen van de auteur

Op grond van voorgaande informatie kan men bij het trainen van maximale spierkracht uitgaan van de gegevens in *tabel 3a-1*. In de praktijk kan men het best als volgt te werk gaan. De te trainen persoon kiest een gewicht (bijvoorbeeld een halter) dat bij het voorgeschreven aantal herhalingen nog net vier series kan worden getild.* In het begin probeert men dit uit met verschillende gewichten. Deze werkwijze is meestal gemakkelijker dan het bepalen van een bepaald percentage van het 1-RM.

Bij voorkeur wordt een functionele oefening gekozen waarbij de musculatuur excentrisch contraheert. De hele bewegingsuitslag wordt – rustig – in één à twee seconden uitgevoerd.

De waarde van de weergegeven *tabel 3a-1* moet enigszins worden gerelativeerd vanwege de volgende zaken:
- Bij onderzoek naar de optimale formule van krachttraining werden steeds gezonde personen getraind. Over het algemeen waren de onderzochte personen recreatieve sporters. Het schema is dus niet per definitie ook van toepassing op verminderd belastbaar weefsel bij patiënten. Ook voor topsporters die vele jaren getraind hebben, gelden bijzondere regels.
- De getallen in de tabel zijn gemiddelden. Variatie van de training rondom deze getallen wordt aanbevolen.

---

* Men kan uiteraard ook uitgaan van een bepaalde weerstand in geval van training met een apparaat.

– Er zijn individuele verschillen wat betreft de optimale methode van krachttraining.

Tabel 3a-1	Formule krachttraining.			
	aantal herhalingen	aantal series	aantal trainingen per week	trainingsintensiteit
niet-getrainde personen	15	4	3	50-60%
circa een halfjaar getraind	12	4	3	60%
meer dan een jaar getraind	8	4	2	80%

Koolhydraat- en eiwitsupplementen

'Tijdens inspanning verlaagt de eiwitaanmaak, terwijl de eiwitafbraak duidelijk toeneemt. Dit patroon keert tijdens de herstelperiode na inspanning om, zelfs tot aan het punt van een nettoaanmaak van eiwit. Het verschaffen van een koolhydraat- en eiwitsupplement direct na een training, kan de snelheid van eiwitafbraak verlagen met als gevolg een positieve stikstofbalans', aldus Wilmore en Costill (2006).[18] Het verdient dus aanbeveling om na een zware training eiwitrijke voeding te gebruiken.

Training na een spierletsel

Na een spierletsel gaan er *reparatie- en regeneratieprocessen* van start om de spier te herstellen. Een dergelijk genezingsproces begint met een pijnlijke inflammatie van het gelaedeerde weefsel. Deze duurt gewoonlijk enkele dagen tot een week. Tijdens deze pijnlijke fase van inflammatie wordt rust aanbevolen voor het aangedane weefsel. Daarna is de spier weer licht belastbaar. Frequent uitgevoerde contracties, licht gedoseerd, zijn een voorwaarde voor het genezingsproces. Een geleidelijke opbouw van de belasting zorgt voor herstel van de laesie. Na verloop van tijd kan licht belaste 'duurtraining' (wandelen, fietsen, joggen) plaatsmaken voor krachttraining. De zwaarte van de training is afhankelijk van het stadium van herstel en de spierkracht die de patiënt uiteindelijk wil verkrijgen.

Absolute rust na een spierletsel gedurende lange tijd leidt tot verbindweefseling van de laesie[19] met als gevolg: een zwak litteken met een hoog recidiefrisico, verlies aan contractiekracht en pijn.

3a Addendum: training van spieren

Klachten als gevolg van *degeneratieve* processen in de spier of pees kan men direct behandelen met goed gedoseerde krachttraining.

Degeneratieve processen

Degeneratieve veranderingen in spierbuik of pees (tendinose) zijn chronisch van karakter: meestal is sprake van maandenlange pijn. Degeneratie van spier en/of pees wordt behandeld met krachttraining. Aangezien *krachtige* aanspanning van de aangedane spier pijnlijk is, moet de trainingsintensiteit van de therapie relatief laag worden gehouden. Het trainingseffect wat betreft de spierkracht is dan ook gering of zelfs nihil wanneer slechts driemaal per week wordt getraind met kleine gewichten of geringe weerstand. Patiënten met degeneratieve veranderingen in spier of pees moeten dan ook frequenter trainen: één of twee keer per dag, vier series van vijftien herhalingen. Veel meer *herhalingen* per serie zijn voor het geven van krachttraining niet zo zinvol, aangezien er dan eerder sprake is van duurtraining. Excentrische training geeft bij deze patiënten een beter resultaat dan concentrisch trainen.[20]

Spierpijn

Iedere sporter weet dat na een zware training of wedstrijd spierpijn optreedt. Deze wordt gewoonlijk pas de volgende dag of zelfs twee dagen later gevoeld. In Engelstalige landen wordt dit fenomeen 'delayed onset muscle soreness' genoemd. Hoe zwaarder de externe last, des te heviger de spierpijn is. Omdat de *excentrische* maximale spierkracht groter is dan respectievelijk de concentrische en isometrisch maximale spierkracht, wordt een spier bij excentrische training zwaarder belast. Het is dan ook niet verwonderlijk dat excentrische training eerder tot spierpijn leidt dan concentrische contracties. Spierpijn is geen teken van beschadiging, eerder van aanpassing van de spier.[23] Wanneer een zware training binnen enkele weken een aantal keren wordt herhaald (met dezelfde dosering) dan past de spier zich aan en blijft de spierpijn uit.

> Tot voor kort werd verondersteld dat spierpijn die optreedt na een training wordt veroorzaakt door kleine beschadigingen in het spierweefsel. Men dacht dan ook dat het trainen van pijnlijke spieren schadelijk zou zijn. Dit idee is uitgebreid onderzocht door Thornell en Yu (2002,[21] 2003,[22] 2004[23]). Nauwkeurige analyse van spierweefsel – bij spierpijn *na* intensieve trainingsbelasting – toonde echter geen duidelijke tekenen van weefsel*schade*. Er was juist sprake van een toename van de hoeveelheid actine en myosine in de spier. Weefselanalyse toont een functionele adaptatie van het spierweefsel aan de voorafgaande belasting. Yu et al. concluderen dan ook dat waargenomen veranderingen in de myofibril na

excentrisch trainen geen tekenen zijn van schade, maar juist wijzen op verbreding van de sarcomeren en interpositie van nieuw gevormde sarcomeren in de myofibril. Er wordt dus nieuw spierweefsel gevormd.

Trainen met spierpijn kan geen kwaad als de training nog goed gecoördineerd uitgevoerd kan worden. Of dit mogelijk is hangt af van het type sport dat men beoefent. Aangezien spierpijn een goede coördinatie en het prestatievermogen vermindert,[24] neemt de kans op blessures toe in geval van explosieve (contact)sporten.

Literatuur

1 Folland JP, Williams AG. The adaptations to strength training: morphological and neurological contributions to increased strength. Sports Med 2007;37(2):145-68.
2 Wilmore JH, Costill DL. Inspannings- en sportfysiologie. Maarssen: Elsevier gezondheidszorg, 2006:100-3.
3 Gonyea WJ, Sale DG, Gonyea FB, Mikesky A. Exercise induced increases in muscle fiber number. Eur J Appl Physiol Occup Physiol 1986;55(2):137-41.
4 Larsson L, Tesch PA. Motorunit fibre density in extremely hypertrophied skeletal muscles in man. Electrophysiological signs of muscle fibre hyperplasia. Eur J Appl Physiol Occup Physiol 1986;55(2):130-6.
5 Jackson CG, Dickinson AL, Ringel SP. Skeletal muscle fiber area alterations in two opposing modes of resistance-exercise training in the same individual. Eur J Appl Physiol Occup Physiol 1990;61(1-2):37-41.
6 Maejima H, Murase A, Sunahori H, Kanetada Y, Otani T, Yoshimura O, Tobimatsu Y. Neural adjustment in the activation of the lower leg muscles through daily physical exercises in community-based elderly persons. Tohoku J Exp Med 2007 Feb;211(2):141-9.
7 Berg van den F. Toegepaste fysiologie: therapie, training en tests. Utrecht: Lemma BV, 2003:71-113.
8 Staron RS, Malicky ES, Leonardi MJ, Falkel JE, Hagerman FC, Dudley GA. Muscle hypertrophy and fast fiber type conversions in heavy resistance-trained women. Eur J Appl Physiol Occup Physiol 1990;60(1):71-9.
9 Rhea MR, Alvar BA, Bukett LN, Ball SD. A meta-analysis to determine the dose response for strength development. Medicine & Science in Sports & Exercise 2003;35(3):456-64.
10 Peterson MD, Rhea MR, Alvar BA. Applications of the dose-response for muscular strength development; a review of meta-analytic efficacy and reliability for designing training prescription. The journal of strength and conditioning research 2005 nov;19(4):950-8.
11 Willardson JM, Burkett LN. The effect of rest interval length on bench press performance with heavy vs. light loads. J Strength Cond Res 2006 May;20(2): 396-9.
12 Ahtiainen JP, Pakarinen A, Alen M, Kraemer WJ, Hakkinen K. Short vs. long

rest period between the sets in hypertrophic resistance training: influence on muscle strength, size, and hormonal adaptations in trained men. J Strength Cond Res 2005 Aug;19(3):572-82.
13. Meulebrouck Y, Smeets A. Optimaliseren trainingsdensiteit. Afstudeerproject HSZuyd, Faculteit gezondheid en techniek, Juni 2007.
14. Hollander DB, Kraemer RR, Kilpatrick MW, Ramadan ZG, Reeves GV, Francois M, Hebert EP, Tryniecki JL. Maximal eccentric and concentric strength discrepancies between young men and women for dynamic resistance exercise. J Strength Cond Res 2007 Feb;21(1):34-40.
15. Dudley GA, Tesch PA, Miller BJ, Buchanan P. Importance of eccentric actions in performance adaptations to resistance training. Aviat Space Environ Med 1991 Jun;62(6):543-50.
16. Farthing JP, Chilibeck PD. The effects of eccentric and concentric training at different velocities on muscle hypertrophy. Eur J Appl Physiol 2003 Aug; 89(6):578-86.
17. Hortobágyi T, Hill JP, Houmard JA, Fraser DD, Lambert NJ, Israel RG. Adaptive responses to muscle lengthening and shortening in humans. J Appl Physiol 1996 Mar;80(3):765-72.
18. Wilmore JH, Costill DL. Inspannings- en sportfysiologie. Maarssen: Elsevier gezondheidszorg, 2006;100:18-26.
19. Berg van den F. Toegepaste fysiologie: bindweefsel van het bewegingsapparaat. Utrecht: Lemma BV, 2000:182.
20. Jonsson P, Alfredson H. Superior results with eccentric compared to concentric quadriceps training in patients with jumper's knee: a prospective randomised study. Br J Sports Med 2005 Nov;39(11):847-50.
21. Yu JG, Thornell LE. Desmin and actin alterations in human muscles affected by delayed onset muscle soreness: a high resolution immunocytochemical study. Histochem Cell Biol 2002 Aug;118(2):171-9.
22. Yu JG, Furst DO, Thornell LE. The mode of myofibril remodelling in human skeletal muscle affected by DOMS induced by eccentric contractions. Histochem Cell Biol 2003 May;119(5):383-93.
23. Yu JG, Carlsson L, Thornell LE. Evidence for myofibril remodeling as opposed to myofibril damage in human muscles with DOMS: an ultrastructural and immunoelectron microscopic study. Histochem Cell Biol 2004 Mar;121(3):219-27.
24. Coudreuse JM, Dupont P, Nicol C. Delayed post effort muscle soreness. Ann Readapt Med Phys 2004 Aug;47(6):290-8.

4 Mediale kuitpijn, geleidelijk ontstaan bij een 17-jarige voetballer

Irma Pelgrim en Koos van Nugteren

In de loop van enkele weken ontstond pijn aan de mediale zijde van de kuit bij een 17-jarige fanatieke voetballer. Hij volgde twee keer per week intensieve trainingen en speelde daarbij één of twee keer per week een wedstrijd. Pijn ontstond steeds bij aanvang van het sporten. Tijdens het sporten werd de pijn minder, maar na afloop had hij er steeds één of enkele dagen last van. Als hij een week rust hield dan was hij volledig klachtenvrij, maar de problemen ontstonden steeds opnieuw als hij weer ging voetballen. Toen echter ook wandelen pijn ging doen, besloot hij de kuit te laten onderzoeken door een fysiotherapeut (IP).

Status praesens

Patiënt heeft in rust geen pijn. De pijn wordt geprovoceerd door wandelen en neemt toe als hij gaat joggen.

Inspectie

Er is sprake van lichte O-benen (genua vara).
  Het mediale lengtegewelf van beide voeten is doorgezakt. De voeten staan daardoor in eversie (pronatie).

Algemene palpatie

Er is geen sprake van warmte. Wel is sprake van enige zwelling ter plaatse van het aangedane gebied.

Functieonderzoek

Het functieonderzoek van de enkel is volledig negatief.
  Hinkelen op het aangedane been is mogelijk, maar provoceert de pijn.

Specifieke palpatie

Er is sprake van diffuse drukpijn op de mediale achterrand van de tibia. De pijn wordt gevoeld op het hele distale derde deel van de tibiaschacht met een maximum ter plaatse van de zwelling: circa 10 cm boven de mediale malleolus. Het betreft de voor patiënt herkenbare pijn.

Interpretatie De beschreven symptomen zijn kenmerkend voor een mediaal tibiaal stresssyndroom, ook wel shin splints genoemd. Bij deze aandoening is sprake van overbelasting en pijn van het bot ter plaatse van de mediale tibiarand. De overbelasting wordt veroorzaakt door frequente tractie aan deze botrand door de *fasciale* origo van de m. soleus. De aandoening wordt vooral gezien bij personen die veel hardlopen en – bij het neerzetten van de voeten – hun voeten overproneren (te ver naar binnen klappen).

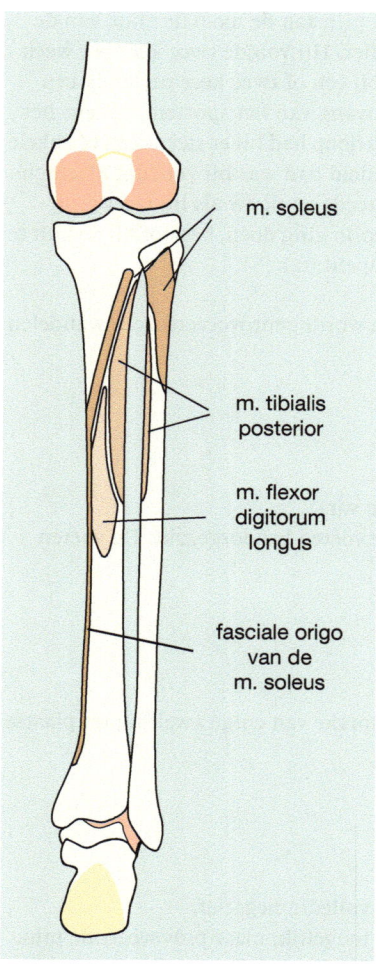

Figuur 4-1
De origo van een aantal dorsale onderbeenspieren. Het mediaal tibiaal stresssyndroom wordt veroorzaakt door frequente tractie van de fasciale origo van de m. soleus aan de margo medialis van de tibia.

Diagnose

Mediaal tibiaal stresssyndroom

Inversie of supinatie is het naar binnen keren van de voetzool. Eversie of pronatie is het naar buiten keren van de voetzool. Beide bewegingen komen tot stand door een aantal bewegingen in de afzonderlijke voetgewrichten waardoor de voetbeentjes onderling van positie veranderen.[1]

Therapie

De therapie bestaat uit het nemen van enkele weken relatieve rust om het bot te laten herstellen, gevolgd door een geleidelijke opbouw van de belasting. Belangrijk is om te analyseren waardoor de aandoening is ontstaan. In voorgaande casus is sprake van overpronatie als gevolg van een doorgezakt lengtegewelf van beide voeten. Het is essentieel om de overpronatie te corrigeren door middel van een inlay in de schoen. In dit geval is ondersteuning van het lengtegewelf nodig en eventueel een extra wigvormige mediale inlay.

Patiënt neemt twee weken rust en laat bij een podotherapeut inlegzooltjes maken die hij tijdens het sporten, maar ook in het dagelijks leven in zijn gewone schoenen draagt. Daarna begint hij weer met de voetbaltraining. De eerste paar weken wordt tijdens de training meer aandacht besteed aan de voetbaltechniek en wordt er nog relatief weinig hardgelopen.

Het daaropvolgend jaar heeft patiënt geen last meer.

Follow-up

Het gaat echter mis kort nadat deze tiener nieuwe voetbalschoenen heeft gekocht (een maat groter) en als hij andere modieuze schoenen gaat dragen. Hij heeft voor deze schoenen geen (nieuwe) zooltjes. Geleidelijk krijgt hij weer last. Deze keer zoekt hij geen hulp maar gaat – ondanks de pijn – gewoon door met voetbaltrainingen en -wedstrijden. Na enkele maanden loopt hij echter mankend over het voetbalveld en moet steeds vaker vroegtijdig de wedstrijd staken. Als ook wandelen erg pijnlijk wordt en hij sterk gaat manken, is hij bereid de kuit nog eens te laten nakijken.

Het onderzoek toont nu andere en meer afwijkingen dan voorheen:
– Patiënt voelt een ander type pijn dan voorheen. Het betreft nu een *nare* pijn die hij omschrijft als zenuwpijn als hij de voet belast. Onderzoek toont echter geen neurologische symptomen.
– Er is sprake van hevige drukpijn die is gelokaliseerd over een klein oppervlak van slechts enkele centimeters.

- Ter plaatse van de meeste pijn is lokale zwelling zichtbaar.
- Er is sprak van kloppijn op de facies medialis van de tibia.
- Hinkelen is onmogelijk vanwege hevige pijn.

De onderzoekend fysiotherapeute vermoedt nu een stressfractuur en laat via de huisars een röntgenfoto maken. De röntgenfoto toont inderdaad een kleine stressfractuur en patiënt krijgt een afneembare spalk die hij zes weken moet dragen. Hoewel hij de spalk niet zeer trouw draagt, herstelt de breuk verrassend snel en patiënt staat binnen twee maanden – klachtenvrij – weer op het voetbalveld. Hij draagt dan weer consequent zijn corrigerende inlay in zijn schoenen.

Bespreking

Shin splints ofwel het mediaal tibiaal stresssyndroom (MTSS) is een hardnekkige aandoening die vaak wordt gezien bij sporters die veel hardlopen. Als een patiënt onvoldoende rust neemt, recidiveert de aandoening gemakkelijk. Belangrijk is om na een rustperiode de belasting zeer geleidelijk op te bouwen. Goed schoeisel met een corrigerende inlay en training op een zachte ondergrond worden aangeraden.

Een shin splints die wordt verwaarloosd leidt gemakkelijk tot een stressfractuur.

Het addendum volgend op deze patiëntencasus gaat dieper op deze materie in.

Literatuur

1 Lohman AHM. Vorm en Beweging. Negende druk. Houten/Diegem: Bohn Stafleu Van Loghum, 2000:315.

4a Addendum: Mediaal tibiaal stresssyndroom

Mascha Friderichs

Inleiding

De term 'shin splints' werd lange tijd gebruikt voor iedere vorm van pijn aan de schenen die ontstaat na inspanning, waarbij compartimentsyndromen en stressfracturen volgens sommigen wel, en volgens anderen niet hieronder vielen.[1,3] Tegenwoordig wordt 'shin splints' gezien als de lekenterm voor wat (para)medici *mediaal tibiaal stresssyndroom** (MTSS) noemen.[4] Hoewel de pathofysiologie van MTSS nog niet duidelijk is, bestaat er wel overeenstemming over wat MTSS inhoudt, en worden compartimentsyndromen en stressfracturen door deze diagnose uitgesloten.

MTSS vormt een van de belangrijkste oorzaken van pijn in het been door overbelasting. Het is een veelvoorkomende aandoening bij hardlopers en militairen. Daarnaast wordt het gezien bij sporters die veel springen, zoals dansers, basketballers, volleyballers en verspringers.[1,5,6] Van alle hardloopblessures is 13,2-17,3% een MTSS.[7] Bij militairen wordt, na acht tot twaalf weken training, een incidentie van 4-10% gezien.[3] Een onbehandelde MTSS kan in sommige gevallen leiden tot een stressfractuur van de tibia.

Etiologie

Over de exacte oorzaak van MTSS bestaat nog geen volledige overeenstemming. Lange tijd werd de origo van de m. tibialis posterior genoemd als plaats waar de pijn optrad. Sinds enkele decennia wordt het echter steeds duidelijker dat de m. soleus in aanmerking komt als veroorzaker van klachten die typerend zijn voor MTSS.[8] Op de botscan van een aangedaan scheenbeen komt de 'scintigraphic marker' (de plaats van activiteit op een botscintigram – zie beeldvorming) meer overeen met de mediale origo van

---

* De term mediaal tibiaal stresssyndroom is afgeleid van de Engelse term 'Medial Tibial Stress Syndrome'.

de m. soleus en de fasciale aanhechtingen daarvan, dan met de origo van de m. tibialis posterior. Deze laatste hecht *niet* aan de mediale posteriore tibia waar bij MTSS de pijn gevoeld wordt. Bovendien bevindt de spierbuik van de m. tibialis posterior zich hoger dan het pijnlijke gebied.

De *distale* aanhechting van de m. soleus bevindt zich aan de *mediale* zijde van de calcaneus. Als gevolg hiervan komt er meer rek op de m. soleus wanneer de voet overproneert, wat bij patiënten met MTSS vaak het geval is.

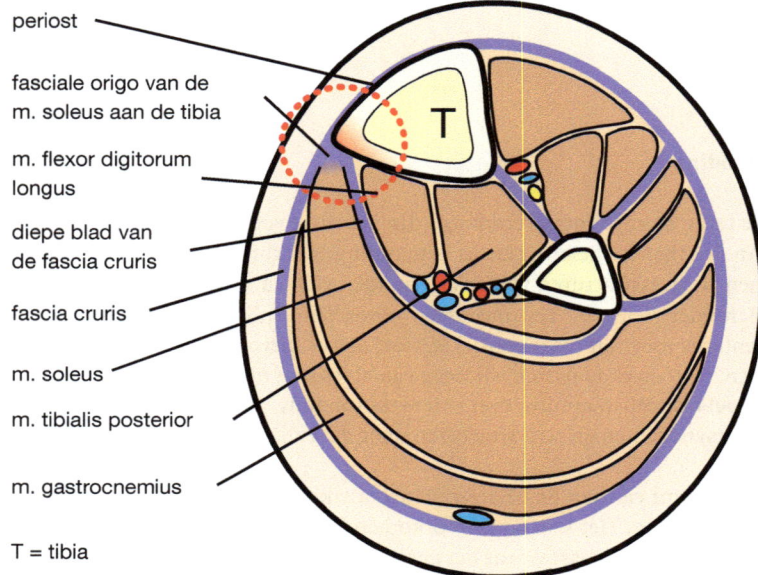

Figuur 4a-1
Transversale doorsnede door het onderbeen. De cirkel toont de fasciale origo van de m. soleus aan de mediale tibiarand.

Ook Kortebein et al. (2000)[1] beschrijven de m. soleus als aangedane spier. Tijdens het hardlopen landt de voet in een gesupineerde positie. In de standfase gaat deze over naar pronatie. De m. soleus, die door deze auteurs de belangrijkste plantairflexor en inversor van de voet wordt genoemd, ondergaat hierbij een excentrische contractie, wat gemakkelijk tot een overbelasting van de fasciale origo kan leiden. Recent onderzoek van Bouche et al. (2007)[22] bevestigt deze visie.

Beck en Osternig (1994)[9] deden onderzoek op vijftig kadavers waarbij zij keken naar structuren die aangehecht zaten aan de tibia op de plaats waar symptomen van MTSS optraden. Zij vonden dat de m. soleus waarschijnlijk de grootste bijdrage levert aan de symptomen van MTSS. Ook de origo van de m. flexor digitorum longus en de aanhechting van de diepe crurale fascia werden op de aangedane plek gevonden. Net als Roger et al. (1985)[8] kwamen zij tot de conclusie dat de m. tibialis posterior op een andere plaats zijn oorsprong heeft en dus niet betrokken is bij MTSS.[9]

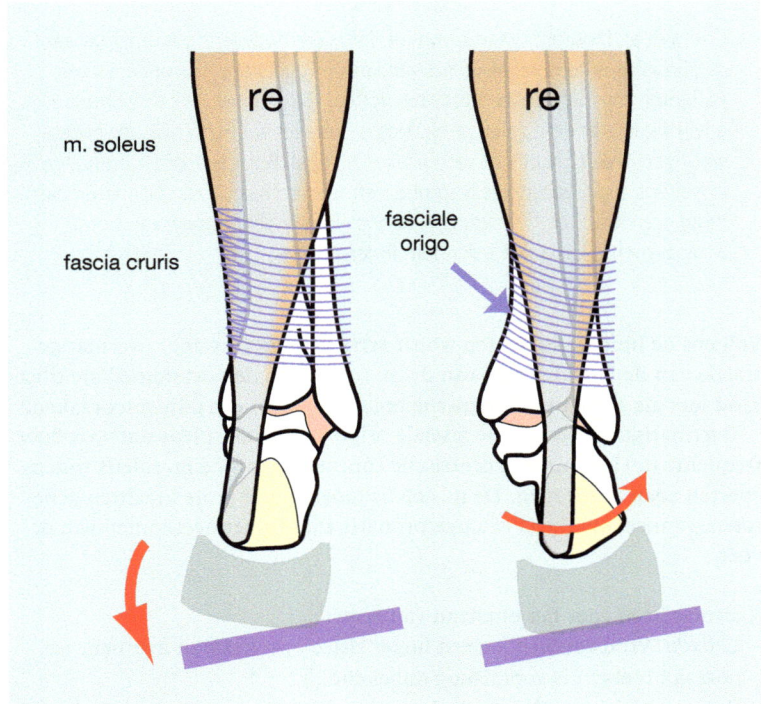

Figuur 4a-2
De m. soleus ondergaat bij pronatie van de voet een excentrische contractie, wat gemakkelijk tot een overbelasting van de fasciale origo kan leiden. Deze illustratie toont een hyperpronatie als gevolg van lopen op een schuin wegdek. De m. gastrocnemius is niet ingetekend.

Verschillende auteurs hebben periostitis door overmatige tractie van de flexoren als achterliggende pathologie van MTSS genoemd. Onderzoeken waarbij een driefasenbotscan of -biopsie werd uitgevoerd tonen echter dat er bij MTSS *geen* inflammatoir proces aanwezig is.[1,5,7] Volgens deze inzichten is MTSS een botstressreactie die pijnlijk is geworden.[10] Normale belasting van een bot stimuleert het remodelleringsproces waarbij bot geresorbeerd en vervangen wordt. Een abnormale hoeveelheid stress op het bot leidt echter tot een verhoogde osteoclastische* resorptie. Er ontstaat een disbalans tussen de resorptie en de vervanging door nieuw botweefsel. Dit leidt ertoe dat het bot zwakker wordt. Deze stressreactie begint met verhoogde resorptie van het bot en eindigt met een stressfractuur. MTSS bevindt zich, afhankelijk van de ernst, ergens tussen deze twee uitersten.

Onderzoek van Magnussen et al. (2001)[11] toont aan dat atleten met MTSS in de aangedane regio een lagere botmineraaldichtheid hebben dan de

---

* Osteoclast = *reuzencel die beenweefsel absorbeert.*[18]

atletische en niet-atletische controlegroepen. Verder blijkt dat na symptomatisch herstel van een MTSS ook de botmineraaldichtheid zich weer normaliseert.[19] Hiermee is vrijwel aangetoond dat de pijn bij MTSS afkomstig is van het tibiale botweefsel.

Gaeta et al. (2005)[16] gaan ervan uit dat botremodellering voorafgaat aan de pijn en dus de oorzaak vormt van MTSS.[10] *Alle* door hen onderzochte patiënten met scheenbeenklachten vertoonden op de CT-scan zichtbare afwijkingen aan de tibiale cortex. Het is dus zeer waarschijnlijk dat botafwijkingen in de tibia de pijn veroorzaken bij MTSS. Botosteoporose en holten in het bot door overmatige resorptie treft men soms ook aan bij atleten die (nog) *geen* klachten hebben. Er is kennelijk altijd *eerst* sprake van botafwijkingen en daarna pijn (en nooit andersom).

Conclusie Volgens de huidige inzichten wordt MTSS veroorzaakt door overmatige tractie van de fasciale origo van de m. soleus aan de posteromediale tibiarand met als gevolg pathologische botafwijkingen die pijn veroorzaken.

Overmatige tractie van de fasciale origo van de m. soleus ontstaat door frequente (te) krachtige excentrische contracties van de m. soleus tijdens sporten zoals hardlopen. De m. soleus moet vooral grote krachten genereren wanneer sprake is van overpronatie tijdens het neerkomen van de voet.

Risicofactoren voor het ontstaan van MTSS:
– *Geslacht*. Vrouwen hebben een hoger risico op MTSS dan mannen. De oorzaak hiervan is vooralsnog onbekend.[7,12,13,14]
– *Voettype*. Uit verschillende onderzoeken blijkt dat een geproneerd voettype het risico op MTSS verhoogt.[1,7,15] De stand van de voet is onder andere te meten met de foot posture index (FPI), die aan de hand van acht parameters bepaalt of de voet in een geproneerde, gesupineerde of neutrale positie staat.[7] Een andere manier is de navicular drop test, waarbij het verschil in hoogte van de tuberositas ossis navicularis in onbelaste en belaste positie wordt gemeten om de mediale ondersteuning van de voet te bepalen.[14] Een versterkte pronatie tijdens het neerkomen van de voet moet worden geremd door een verhoogde excentrische aanspanning van de plantairflexoren en inversoren tijdens het lopen. Hierdoor ontstaat eerder spiervermoeidheid en een hogere belasting op de tibia, omdat de schokken minder goed worden opgevangen.[7]
– Bij *hardlopers* kunnen veranderingen in afstand, duur, frequentie, schoeisel en ondergrond leiden tot het ontstaan van MTSS.[1,5]
– *Bewegingsuitslag van de heup*. Een verhoogde passieve exo- en endorotatie van de heup wordt geassocieerd met een verhoogde incidentie van mediale tibiale pijn, die zowel door MTSS als stressfracturen kan ontstaan.[13]

– *Diameter van de tibiaschacht.*[21] Een kleinere diameter ofwel een slankere tibia geeft een verhoogd risico op MTSS. Men vermoedt dat krachtige aanspanning van de kuitspieren een lange 'slanke' tibia doet buigen. Hierdoor ontstaat stress op het bot ter plaatse van het smalste deel van de tibia. Dit smalste deel komt overeen met de meest voorkomende lokalisatie van MTSS: de distale helft van de tibia.[20] Het frequent buigen van de tibia vormt tevens een verklaring voor het feit dat MTSS soms resulteert in een stressfractuur.[20]

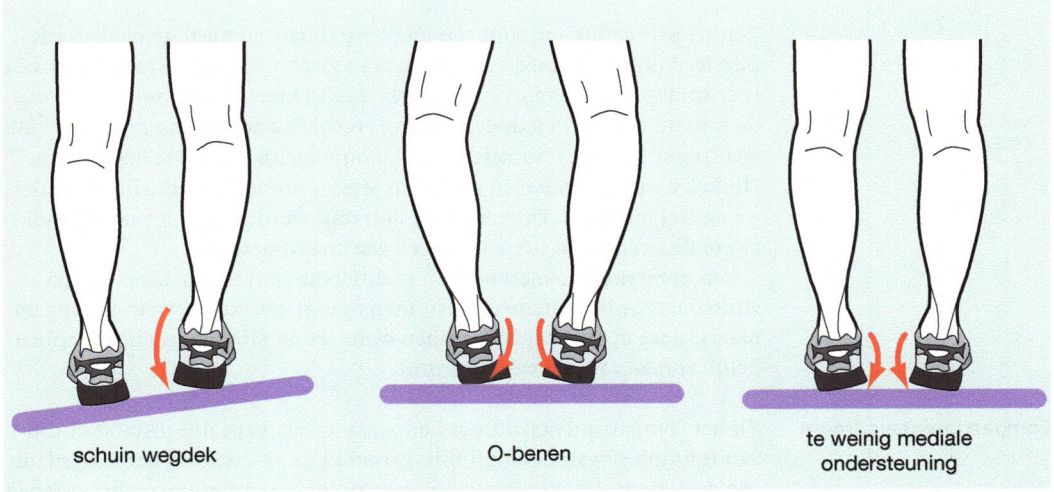

Figuur 4a-3
Overpronatie: een risicofactor voor het ontstaan van MTSS.

Symptomatologie

MTSS kenmerkt zich door een diffuse, zeurende pijn in het middelste en distale derde posteromediale deel van de tibia. Deze plek is zeer gevoelig bij palpatie. Pijn ontstaat bij het beginnen van een activiteit (bijvoorbeeld hardlopen) en kan *tijdens* de activiteit, wanneer de sporter opgewarmd is, verdwijnen, om aan het eind van de training weer terug te komen. De pijn verdwijnt in rust en is 's nachts niet aanwezig. Wanneer de MTSS verergert, kan er ook sprake zijn van pijn tijdens *minder* intensieve activiteiten of zelfs in rust.[1,5,6,7,12] Zwelling en roodheid zijn zelden aanwezig. Passief bewegen van enkel en voet is pijnvrij en niet beperkt. Pijn bij MTSS kan meestal worden geprovoceerd door op één been eindstandig op de tenen te gaan staan.[12] Bij het lichamelijk onderzoek worden geen neurologische of vasculaire symptomen gevonden.[6]

Differentiaaldiagnose

Veel van voorgaande symptomen treft men ook vaak aan bij een tendopathie.* Palpatie toont echter dat – in geval van een MTSS – de pijn afkomstig is van het bot; de mediale achterrand van de tibia. Bij het onderzoek moet verder onderscheid gemaakt worden tussen MTSS, stressfracturen en compartimentsyndroom *(zie bijlage IIb)*.[7,12]

Stressfractuur

Een stressfractuur vertoont een meer proximale en meer gelokaliseerde pijn (een pijnlijk gebied van 2-3 cm tegenover > 5 cm bij MTSS). Daarnaast is er sprake van kloppijn en *verergeren* de klachten bij het voortzetten van de activiteit. De pijn kan de hele dag en ook 's nachts aanwezig zijn.[1] Bij een stressfractuur is hinkelen meestal onmogelijk vanwege hevige pijn.[12] Hinkelen op één been is in geval van MTSS – hoewel dit dikwijls pijnlijk is – nog wel mogelijk. Deze 'one leg hop test' wordt dan ook vaak gebruikt om te differentiëren tussen MTSS en een stressfractuur.

Een opmerkelijke methode om te differentiëren tussen MTSS en een stressfractuur is de stemvorktest; men brengt een stemvork in trilling en plaatst deze op de aangedane tibia; wanneer de pijn toeneemt, is vermoedelijk sprake van een stressfractuur.

Compartimentsyndroom Bij het compartimentsyndroom ontstaat na een bepaalde afstand of tijd van training een strak en pijnlijk gevoel in de spieren van het aangedane compartiment. De pijn verdwijnt gewoonlijk 5-15 minuten na het stoppen met de training. Andere symptomen die kunnen optreden zijn kramp of een brandend gevoel in het onderbeen en sensibiliteitsstoornissen in de voet.[1] Een compartimentsyndroom van het onderbeen bevindt zich meestal in het anterieure compartiment. De pijn wordt daarbij meer naar lateraal in het onderbeen gevoeld dan in geval van MTSS *(zie hoofdstuk 5)*. Het posterieure compartimentsyndroom wordt diep in de kuit gevoeld *(zie hoofdstuk 6)*.

Beeldvorming

Om MTSS zichtbaar te maken worden verschillende beeldvormende technieken gebruikt.[1,5,6] Röntgenfoto's zijn gewoonlijk negatief bij patiënten met MTSS, maar kunnen worden toegepast om andere oorzaken van de pijn, zoals stressfracturen of tumoren uit te sluiten. Met behulp van een driefasen-botscan of botscintigrafie kan men een onderscheid maken tussen MTSS en een stressfractuur. Bij deze beeldvormende techniek wordt een kleine hoeveelheid radioactieve stof in het bloed ingespoten. Bij MTSS

---

* Meer informatie over de symptomen en stadia van tendopathieën is te vinden in een eerder verschenen boek uit de serie *Orthopedische Casuïstiek: Onderzoek en behandeling van peesaandoeningen / tendinose*. Koos van Nugteren, Dos Winkel.

verschijnt op de afbeelding een diffuus, langwerpig gebied van activiteit (de scintigraphic marker) rond de mediale zijde van de tibia, terwijl bij een stressfractuur een meer lokale activiteit (hot spot) wordt gezien. Ook een MRI-scan kan gebruikt worden om MTSS aan te tonen. Al deze technieken hebben echter een hoge fout-positieve en fout-negatieve ratio, waardoor de diagnose zeker niet alleen van de beeldvorming mag afhangen. Wanneer het klinische beeld duidelijk MTSS aangeeft en er geen tekenen zijn van een stressfractuur, is beeldvorming eigenlijk niet nodig.[5,7]

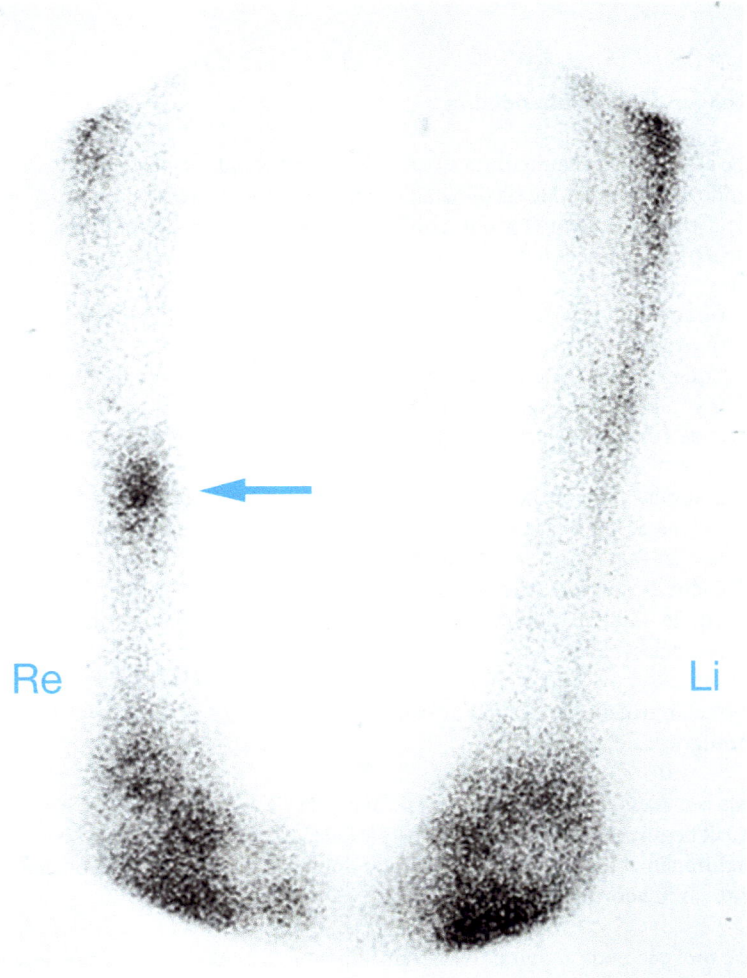

Figuur 4a-4
Scintigram van een marathonloper met een stressfractuur van de tibia. De pijl toont een hotspot ter plaatse van de fractuur.

> Gaeta et al. (2006, 2005)[10,16] hebben onderzoek gedaan naar de diagnostische waarde van de CT-scan en MRI-scan bij klachten die door tibiale botstress veroorzaakt worden. Zij concludeerden dat de MRI-scan de beste techniek is om deze aandoeningen zichtbaar te maken. De CT-scan is echter het meest *sensitief* om vroege afwijkingen aan te tonen. Daarom geven zij het advies om bij patiënten met klachten die wijzen op MTSS te beginnen met een MRI-scan, en wanneer deze negatief is een CT-scan uit te voeren.

Conservatieve behandeling

De sleutel tot behandeling van MTSS is ontlasten van de posteromediale zijde van de tibia. Het is dan ook essentieel om te achterhalen *waarom* de belasting op dit bot te groot geworden is. Een uitgebreide anamnese kan de oorzaak aan het licht brengen. Enkele zaken die van belang kunnen zijn:
- De snelheid waarmee de belasting is opgebouwd (vooral bij beginnende sporters).
- Zijn er nieuwe schoenen gekocht voordat de klachten ontstonden?
- Is sprake van te weinig mediale ondersteuning van de voet?
- Is de schoenzool aan de mediale zijde te zacht, bijvoorbeeld door slijtage?
- Is sprake van O-benen met als gevolg hiervan een versterkte pronatie tijdens de standfase van de voet? In dat geval kan men denken aan het dragen van antipronatieschoenen tijdens het sporten.
- Loopt de sporter altijd aan dezelfde kant van de weg? Het been dat zich aan de 'middenzijde' van de weg bevindt overproneert en zal dus eerder overbelast raken.*

De belangrijkste factoren in de behandeling van MTSS zijn relatieve rust en pronatiecorrectie.

Relatieve rust Als een MTSS-patiënt stopt met sporten gaat de aandoening vanzelf over. Vaak begint een sporter, na een rustperiode, *te* snel met de opbouw van het hardlopen zodat dezelfde symptomen opnieuw ontstaan. Dit fenomeen kan jaren voortduren.

De provocerende activiteit (vaak hardlopen) moet enkele weken vermeden worden, of het trainingsvolume sterk verminderd. Om conditie te behouden kan men andere activiteiten doen, zoals fietsen op een hometrainer, zwemmen, aqua jogging en krachttraining van het bovenlichaam. Hierbij mag de kenmerkende pijn niet optreden. Wanneer – in extreme gevallen –

---

* *Het midden van de weg is hoger dan de kant van de weg. Dit heeft te maken met de afwatering.*

pijn bij wandelen of in rust aanwezig is, kunnen krukken gebruikt worden tot de patiënt weer pijnvrij belast kan bewegen.

Na correctie van eventueel verkeerd schoeisel en dergelijke kan, na twee tot drie weken, weer begonnen worden met hardlopen. Geadviseerd wordt om te beginnen op 50% van de eerdere trainingsintensiteit en afstand, en te lopen op een zachte, vlakke ondergrond. De afstand of duur kan daarna gedurende drie tot zes weken met 10% per week verhoogd worden. De trainings*intensiteit* mag pas verhoogd worden wanneer de afstand of duur voldoende uitgebreid is. Verder worden een goede warming-up met rekken en een cooling-down aanbevolen. Wanneer *tijdens* de training pijn optreedt, moet de patiënt stoppen met de training en pas weer beginnen nadat hij enkele dagen pijnvrij is geweest.

Voor patiënten met overmatige pronatie kan een pronatiecorrigerend zooltje helpen om de druk op de tibia te verlichten.[1,5,6] Bij hardnekkige MTSS is het *altijd* verstandig te zorgen voor een goede inlay in de hardloopschoen; een betere ondersteuning van het mediale voetgewelf kan helpen om de mate van pronatie enigszins te verminderen. Ook is het mogelijk om speciale antipronatieschoenen te dragen. Dit zijn schoenen waarbij het mediale deel van de schoenzool extra stevig gemaakt is, zodat het naar mediaal 'doorzakken' van de voet wordt verminderd tijdens de standfase van de voet. Het is niet verstandig dit type schoenen te kopen ter preventie van een MTSS als men een neutrale voetstand heeft; *overmatige* 'pronatiecorrectie' kan namelijk leiden tot andere klachten, zoals laterale kniepijn (tractus iliotibialis frictiesyndroom).

Pronatiecorrectie

Thacker et al. (2002)[3] hebben een literatuuronderzoek gedaan naar de preventie van MTSS en concludeerden dat er op dit gebied nog veel onderzoek nodig is. Het meeste bewijs vonden zij voor het gebruik van *schokabsorberende* zooltjes. Deze kunnen het optreden van MTSS bij jonge, mannelijke atleten mogelijk tegengaan door het verminderen van schokken, het onderste spronggewricht (art. subtalaris) te stabiliseren en pronatie te verminderen.

Hoewel er weinig goede onderzoeken naar gedaan zijn, worden in de meeste literatuur NSAID's (nonsteroidal anti-inflammatory drugs) en ijs genoemd naast rust, als gebruikelijke behandeling van MTSS.[1,5,6,12] Of deze therapieën werkzaam zijn, is echter zeer dubieus.

NSAID's kunnen worden voorgeschreven om de pijn te verminderen. Het nut hiervan wordt betwijfeld, aangezien MTSS geen inflammatoir proces betreft.[1] De meeste literatuur geeft aan dat ijs gebruikt moet worden bij de behandeling van MTSS, maar deze literatuur geeft hiervoor geen onderbouwing. Eén artikel geeft als reden: vermindering van zwelling en inflammatie; ook dit is echter niet consequent met de vermoede etiologie van MTSS.[6]

> Fysiotherapeutische behandelmethoden in de zin van braces, elektrostimulatie, iontoforese, massage en ultrageluid[6,12] hebben waarschijnlijk geen zin; voor de effectiviteit hiervan bestaat geen wetenschappelijk bewijs.

Operatieve behandeling

Wanneer conservatieve behandeling van MTSS niet helpt en de patiënt toch zijn sportactiviteiten wil continueren, kan men operatieve behandeling overwegen.[1,6,17] De operatie bestaat uit een posteromediale fasciotomie van de fascia van het diepe compartiment. Daarnaast wordt een 2 cm brede strook van het periost aan de mediale zijde van de tibia verwijderd.

> Yates et al. (2003)[17] hebben het effect van een posteromediale fasciotomie onderzocht aan de hand van pijnvermindering (VAS-score) en sporthervatting. Hoewel de pijn significant verminderde, werd niet altijd een sporthervatting op het oude niveau gezien. Redenen hiervoor waren onder andere persisterende symptomen, tijdgebrek en angst voor het terugkeren van symptomen. De meest voorkomende postoperatieve complicaties waren een lokaal doof gevoel en paresthesie.*

Literatuur

1. Kortebein PM, Kaufman KR, Basford JR, Stuart MJ. Medial tibial stress syndrome. Med Sci Sports Exerc 2000 Mar;32(3 Suppl):S27-33.
2. Rachun A, Allman FL, Blazina ME, Cooper DL, Schneider RC, Clarke KS. Standard nomenclature of athletic injuries. Chicago: Am Med Assoc 1966: 126.
3. Thacker SB, Gilchrist J, Stroup DF, Kimsey CD. The prevention of shin splints in sports: a systematic review of literature. Med Sci Sports Exerc 2002;34(1):32-40.
4. Story J, Cymet TC. Shin splints: painful to have and to treat. Compr Ther 2006 Fall;32(3):192-5.
5. Key VH. Leg pain in runners. Curr Opin Orthop 2007;18:161-5.
6. Edwards PH Jr, Wright ML, Hartman JF. A practical approach for the differential diagnosis of chronic leg pain in the athlete. Am J Sports Med 2005 Aug;33(8):1241-9.
7. Yates B, White S. The incidence and risk factors in the development of

---

* *Paresthesie = stoornis in de gevoelswaarneming waarbij – zonder dat er sprake is van prikkelingen – kriebelingen, jeuk of tintelingen worden waargenomen.*[18]

medial tibial stress syndrome among naval recruits. Am J Sports Med 2004 Apr-May;32(3):772-80.
8   Roger HM, Holder LE. The soleus syndrome. A cause of medial tibial stress (shin splints). Am J Sports Med 1985 Mar-Apr;13(2):87-94.
9   Beck BR, Osternig LR. Medial tibial stress syndrome. The location of muscles in the leg in relation to symptoms. J Bone Joint Surg Am 1994 Jul;76(7): 1057-61.
10 Gaeta M, Minutoli F, Vinci S, Salamone I, D'Andrea L, Bitto L et al. High-resolution CT grading of tibial stress reactions in distance runners. Am J Roentgenol 2006 Sep;187(3):789-93.
11 Magnusson HI, Westlin NE, Nyqvist F, Gärdsell P, Seeman E, Karlsson MK. Abnormally decreased regional bone density in athletes with medial tibial stress syndrome. Am J Sports Med 2001 Nov-Dec;29(6):712-5.
12 Chou LH, Akuthota V, Drake DF, Toledo SD, Nadler SF. Sports and performing arts medicine. 3 Lower-limb injuries in endurance sports. Arch Phys Med Rehabil 2004;85(3 Suppl 1):S59-66.
13 Burne SG, Khan KM, Boudville PB, Mallet RJ, Newman PM, Steinman LJ, Thornton E. Risk factors associated with exertional medial tibial pain: a 12 month prospective clinical study. Br J Sports Med 2004;38:441-5.
14 Bennett JE, Reinking MF, Pluemer B, Pentel A, Seaton M, Killian C. Factors contributing to the development of medial tibial stress syndrome in high school runners. J Orthop Sports Phys Ther 2001 Sep;31(9):504-10.
15 Sommer HM, Vallentyne SW. Effect of foot posture on the incidence of medial tibial stress syndrome. Med Sci Sports Exerc 1995;27(6):800-4.
16 Gaeta M, Minutoli F, Scribano E, Ascenti G, Vinci S, Bruschetta D et al. CT and MR imaging findings in athletes with early tibial stress injuries: comparison with bone scintigraphy findings and emphasis on cortical abnormalities. Radiology 2005 May;235(2):553-61.
17 Yates B, Allen MJ, Barnes MR. Outcome of surgical treatment of medial tibial stress syndrome. J Bone Joint Surg Am 2003 Oct;85-A(10):1974-80.
18 Coëlho, MB. Zakwoordenboek der geneeskunde. 26e druk. Arnhem: Elsevier / Koninklijke PBNA, 2000.
19 Magnusson HI, Ahlborg HG, Karlsson C, Nyquist F, Karlsson MK. Low regional tibial bone density in athletes with medial tibial stress syndrome normalizes after recovery from symptoms. Am J Sports Med 2003 Jul-Aug; 31(4):596-600.
20 Tommasini SM, Nasser P, Schaffler MB, Jepsen KJ. Relationship between bone morphology and bone quality in male tibias: implications for stress fracture risk. J Bone Miner Res 2005 Aug;20(8):1372-80.
21 Beck BR. Tibial stress injuries. An aetiological review for the purposes of guiding management. Sports Med 1998 Oct;26(4):265-79.
22 Bouche RT, Johnson CH. Medial tibial stress syndrome (tibial fasciitis): a proposed pathomechanical model involving fascial traction. J Am Podiatr Med Assoc 2007 Jan-Feb;97(1):31-6.

5 Pijn in beide onderbenen tijdens het sporten bij een 18-jarige voetballer

Koos van Nugteren

Een 18-jarige voetballer kreeg de mogelijkheid op hoog niveau te gaan voetballen. Ter voorbereiding daarvan ging hij frequenter en zwaarder trainen dan hij gewend was. Tijdens trainingen en wedstrijden ontstond echter na enkele weken pijn in beide onderbenen, rechts meer dan links. Hij herkende de pijn *niet* als gewone spierpijn. Eerst kon hij de trainingen nog afmaken en de wedstrijden uitspelen, maar na verloop van tijd lukte dat niet meer. Enigszins mankend moest hij dan het veld verlaten. Op dergelijke momenten, als hij veel pijn had, ontstond ook een enigszins doof gevoel in de voet. Na enkele uren rust verdwenen de pijn en het dove gevoel weer.

Toen na enkele maanden de pijn tijdens een wedstrijd al na vijf minuten optrad en hij ook last kreeg tijdens joggen en zelfs wandelen, besloot hij zijn huisarts te raadplegen. Deze vond tijdens het onderzoek drukpijn op de mediale tibiarand en vermoedde dat sprake was van een shin splint. De huisarts raadde de patiënt aan om twee weken rust te houden en daarna de belasting geleidelijk weer op te bouwen. Toen dat niet het gewenste resultaat had werd patiënt doorverwezen naar de fysiotherapeut.

Status praesens

Op het moment van het onderzoek heeft patiënt geen pijn. Hij heeft immers niet hardgelopen.

Algemene palpatie

De kuitspier is bijzonder hard. Er is geen sprake van warmte of zwelling.

Functieonderzoek

- Het passief bewegingsonderzoek is negatief.
- Maximale *actieve* dorsaalflexie (met een licht gebogen knie*) is enigszins pijnlijk aan de anterolaterale zijde van het onderbeen (re > li).
- Dorsaalflexie tegen weerstand (met een licht gebogen knie) provoceert herkenbare pijn. De test is echter alleen positief wanneer deze wordt uitgevoerd met de voet volledig in dorsaalflexie. Extra weerstand tegen de extensie van de tenen doet de pijn nog toenemen.
- Als ik hem vervolgens vraag op de hakken te gaan lopen, treedt binnen een minuut de voor hem herkenbare pijn op, beginnend met een strak gevoel aan de anterolaterale zijde van het onderbeen.

Specifieke palpatie

Diepe palpatie van de musculatuur van het onderbeen is vrijwel onmogelijk vanwege de hardheid van de te palperen spieren; ook de huid staat volledig strak. Druk op de musculatuur levert vooral pijn op ter plaatse van de m. tibialis anterior, rechts meer dan links.

Palpatie van de *mediale* tibiarand provoceert eveneens pijn, maar dit gevoel herkent de patiënt niet als de pijn waarvoor hij komt.

Interpretatie Voorgaand beeld past bij een compartimentsyndroom van het anterieure compartiment van het onderbeen. De volgende bevindingen zijn kenmerkend:

- Geleidelijk toenemende lokale pijn tijdens hardlopen.
- Herkenbare pijn bij maximale contractie van de m. tibialis anterior en de teenextensoren, terwijl de spieren in maximaal verkorte toestand zijn (in maximale dorsaalflexie); dan zijn de spieren namelijk relatief dik waardoor zij gemakkelijk strak in de fascie komen te staan.
- Neurologische symptomen in de voet wanneer sprake is van veel pijn. Dit symptoom wordt alleen gevonden bij *forse* drukverhoging binnen het compartiment.
- De palpatie toont dat de onderbeenspieren strak staan in hun omhulsel; de fascia cruris. Hoewel alle onderbeenspieren hard en gespannen aanvoelen, zijn het meestal de structuren in de anterolaterale fascie van het onderbeen die symptomatisch worden. Dat komt omdat deze fascie een zeer stevige structuur heeft.

> Symptomen van een compartimentsyndroom ontstaan wanneer door regelmatige contractie van musculatuur het volume – en dus ook de omtrek – van de spier zodanig toeneemt dat deze strak komt te staan in zijn spierfascie en de druk binnen de spierfascie toeneemt. Te hoge druk

---

* *Maximale dorsaalflexie van de voet is niet mogelijk wanneer de knie gestrekt is vanwege rek op de m. gastrocnemius.*

provoceert lokale pijn. Zodra ook de zenuwen aan te hoge druk blootstaan, ontstaat doofheid van de voet. In ernstige gevallen kan ook de circulatie van de voet afgeknepen worden. Bij voorgaande patiënt is dit echter niet het geval. Het functieonderzoek is vaak negatief. Dit komt omdat de patiënt meestal *niet* direct na het sporten wordt onderzocht.

De drukpijn aan de mediale tibiarand *zou* kunnen wijzen op een beginnende – nog asymptomatische – shin splint. Het betreft echter *niet* de herkenbare pijn en *evenmin* de lokalisatie van de pijn waarvoor de patiënt komt. Vermoedelijk wordt deze bevinding veroorzaakt door de trek van de strakgespannen fascia cruris aan zijn aanhechting: de margo medialis van de tibia.

Diagnose

Compartimentsyndroom van het anterieure compartiment van het onderbeen

Therapie

Een compartimentsyndroom is conservatief moeilijk te behandelen. Toch begint men gewoonlijk met conservatief beleid. Dit bestaat uit rust en rekoefeningen van de kuitspieren; dit zijn namelijk de antagonisten van de aangedane spieren. Wanneer sprake is van korte kuitspieren dan zal de m. tibialis anterior krachtiger moeten aanspannen om een dorsaalflexie tot stand te brengen.

Conservatief

Statisch rekken leidt het snelst tot 'verlenging'* van de spierpeeseenheid. Het addendum volgend op deze casus gaat dieper in op de principes van spierrekken.

Operatief bestaat de behandeling uit het klieven van de aangedane spierfascie. Een operatie wordt echter gewoonlijk pas toegepast als conservatief beleid heeft gefaald en de sporter zijn sportactiviteiten niet kan of wil aanpassen.

Operatie

In overleg met de huisarts wordt besloten vooralsnog conservatief beleid te volgen. Aangezien het binnenkort vakantie is en het voetbalseizoen dan een paar maanden onderbroken wordt, is het voor deze patiënt geen probleem enkele maanden rustig aan te doen. Verder begint patiënt intensief met het rekken van zijn vrij korte kuitspieren.

---

* De spierpeeseenheid wordt niet echt verlengd door het regelmatig uitvoeren van rekoefeningen; wel is er sprake van een grotere tolerantie van de spier tegen rekpijn. Verdere verlenging van de spierpeeseenheid is dus mogelijk, omdat rekpijn later optreedt.

Figuur 5-1
De compartimenten van het onderbeen.

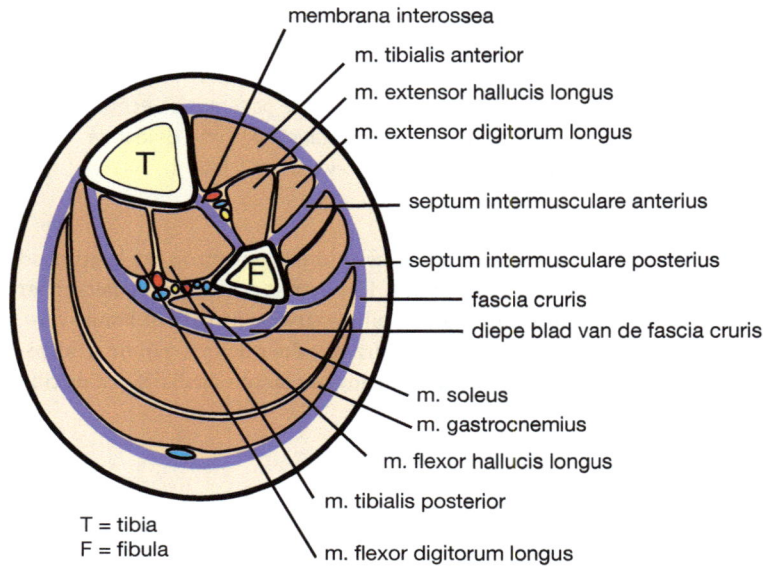

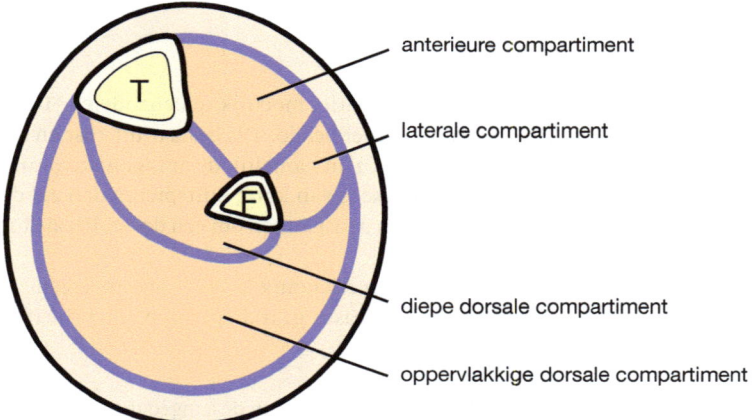

Follow-up

Twee maanden na het eerste consult heeft patiënt weinig last. Dit zegt echter niet zoveel; hij heeft immers weinig (hard)gelopen. Over enkele weken begint de voetbaltraining weer en de kans is vrij groot dat het probleem dan weer terugkeert. Als dit gebeurt en hij op hoog niveau wil blijven voetballen dan is operatief klieven van de spierfascie geïndiceerd.

Verdere follow-up ontbreekt nog.

5a Addendum: spierrekken

Koos van Nugteren

Inleiding

Bij spierrekken of 'stretchen' worden de origo en insertie van de te rekken spier uit elkaar getrokken; hierbij rekt men zowel *spier*weefsel als *pees*weefsel. Wanneer de spierpeeseenheid in een bepaalde mate gerekt wordt, ontstaat pijn en komt de spier in actie. Hierdoor is verdere verlenging onmogelijk. Rekkingsoefeningen worden gewoonlijk uitgevoerd rond de pijngrens.

Regelmatig 'rekken' leidt ertoe dat de spierpeeseenheid *in zekere zin* langer wordt dan wanneer niet zou worden gerekt. Eigenlijk wordt de spierpeeseenheid niet echt langer; in rust behoudt zij namelijk dezelfde lengte. Wel kunnen na verloop van tijd de origo en insertie verder uit elkaar worden gebracht zonder dat dit *pijn* oplevert: de pijnsensatie ontstaat bij opgerekte spieren dus later. Met andere woorden, de pijntolerantie van een gerekte spierbuik is toegenomen. De *pees* verandert door het rekken niet van lengte.

Als in dit hoofdstuk gesproken wordt van 'verlenging van de spierpeeseenheid' dan wordt hiermee bedoeld dat de spier verder gerekt kan worden alvorens een pijnsensatie optreedt.

Meestal worden spieren gerekt om de beweeglijkheid van de gewrichten te vergroten. Een ander – niet te onderschatten – effect is de positieve invloed van het rekken op de elasticiteit van het peesweefsel. In dit hoofdstuk komen we hier nog op terug.

Rekken: invloed op de beweeglijkheid van gewrichten

Een gewricht wordt in zijn beweeglijkheid beperkt door ligamenten en – in bepaalde situaties – door musculatuur. Vooral bi- en polyarticulaire spieren zijn in staat de beweging van een gewricht af te remmen voordat de ligamenten op spanning komen. Een bekend voorbeeld hiervan zijn de hamstrings. Wanneer men in stand met gestrekte knieën de grond probeert te raken met de handen, dan wordt deze beweging gestopt *voordat* het heupgewricht maximaal geflecteerd is. Als men regelmatig de hamstrings rekt, wordt deze beweging gemakkelijker. Gebleken is dat *statisch* rekken sneller leidt tot verlenging van de spierpeeseenheid dan verend rekken.

Rekken en blessurepreventie

Vaak wordt beweerd dat het gezond is om beweeglijke gewrichten te hebben. Men spreekt dan van een lenig persoon. Als negatieve tegenpool kent men de stijve personen met een geringe 'lenigheid'. Ten onrechte gaat men ervan uit dat lenige personen minder snel blessures oplopen. Soms is juist het tegenovergestelde het geval. Zeer beweeglijke gewrichten zijn tamelijk kwetsbaar; zij neigen tot hypermobiliteit en instabiliteit. Een externe krachtinwerking in de eindstanden van een dergelijk gewricht leidt niet zelden tot ligamentletsel of een beschadiging van het gewrichtskraakbeen. Relatief korte spieren zijn beter in staat ligamenten te beschermen dan lange spieren.

Er zijn veel onderzoeken verricht naar de mogelijk preventieve werking die uitgaat van het rekken van spieren.[1,2,3] Vrijwel alle onderzoeken tonen aan dat voorbereidend rekken van spieren in het kader van blessurepreventie zinloos is en in bepaalde gevallen zelfs nadelige gevolgen heeft.[4,5]
Als mogelijk nadelige effecten worden in de literatuur vermeld:[6]
– vermindering van de stabiliteit van gewrichten die door de gerekte spier worden overbrugd;
– letsel als gevolg van een afgenomen vermogen van de spierpeeseenheid om energie te absorberen;
– verhoogde belasting van ligamenten;
– verhoogde pijntolerantie waardoor weefselschade kan optreden.

Rekken en spierpijn

Veel sporters rekken spieren met de bedoeling spierpijn die vaak één of enkele dagen na het sporten optreedt te voorkomen. Een Cochrane review van Herbert et al. (2007)[7] toont aan dat geen preventief effect uitgaat van het doen van rekoefeningen vóór of na het sporten.

Rekken: invloed op de elasticiteit van pezen

Pezen worden niet langer door rekoefeningen. Wel kunnen de elastische eigenschappen van peesweefsel worden beïnvloed door de uitvoering van rekoefeningen. Pezen hebben een zekere visco-elasticiteit (een soort stroperigheid); een *snelle* krachtsinwerking op een pees met een hoge visco-elasticiteit wordt als het ware gedempt; dit is nadelig voor hardlopers en springsporters. Rekken blijkt *kortdurend* de visco-elasticiteit te verkleinen[11] en dus de elastische eigenschappen te vergroten. Dit gebeurt vooral wanneer de rekoefeningen *verend* worden uitgevoerd.[8] Het voordeel van een *elastische* pees is zijn mogelijkheid energie op te slaan. Net als bij het spannen van een katapult kan een pees op spanning worden gebracht. De elastische energie die hiermee wordt opgeslagen kan vrijgemaakt worden bij de daaropvolgende contractie van de overeenkomende spier. Het rendement om energie op te slaan en weer af te geven bedraagt voor peesweefsel circa 80%.[9] Dit mechanisme verbetert met name het prestatievermogen van sporters die te maken hebben met snelle en met cyclische contracties van spieren zoals bij respectievelijk springen en hardlopen. Opeenvolgende spiercontracties die geholpen worden door elastische eigenschappen van de pees worden ook wel 'stretch shortening cycles' genoemd.

Het effect van rekken op de elasticiteit van de pees is kortdurend. Dat betekent dat hardlopers, verspringers en hoogspringers alleen voordeel van dit mechanisme hebben als zij direct voor de sportprestatie rekoefeningen doen. Het regelmatig uitvoeren van rekoefeningen gedurende enkele weken blijkt voor hen geen aanvullend voordelig effect op te leveren, integendeel zelfs. De mate van visco-elasticiteit wordt dus *niet* permanent verlaagd door regelmatig te rekken. Deze bevindingen gelden voor alle leeftijdsgroepen, vrouwen en mannen en zijn onafhankelijk van de mate van training.[11]

Bij verend rekken krijgt de pees een rekprikkel die varieert in intensiteit. De spier daarentegen krijgt in veel *mindere* mate een rekprikkel. De spier *contraheert* namelijk zodra maximale verlenging van de spierpeeseenheid is bereikt; men noemt dit een myotatische reflex. Zodra de spier contraheert zal het niet-contraherende bindweefsel in de spier worden ontspannen. Verend rekken heeft dan ook niet of nauwelijks invloed op de visco-elastische eigenschappen van de *spier*. De *pees* wordt echter bij verend rekken steeds weer op spanning gebracht. *Verend rekken* heeft dan ook vooral invloed op de pees: deze wordt elastischer.

Magnusson et al. (2000)[10] onderzochten of *statisch* rekken van de hamstrings (3 × 45 seconden) direct invloed had op de visco-elastische eigenschappen van de spierpeeseenheid. Men kon geen kortetermijneffecten hiervan aantonen. Als men spieren rekt om (direct) de elastische eigenschappen van peesweefsel te beïnvloeden is het beter *verend* te rekken.

Bij veel onderzoeken naar de effecten van spierrekken wordt geen onderscheid gemaakt tussen verend rekken en statisch rekken. Misschien komt het hierdoor dat conclusies van diverse onderzoeken uit het verleden elkaar tegenspreken.

Rekken: invloed op de prestatie

Bij bepaalde sporten is het, voor het behalen van een goede *prestatie*, noodzakelijk om spieren te rekken. Dit is het geval bij sporten die een grote beweeglijkheid van bepaalde gewrichten vereisen zoals turnen, acrobatiek en hordelopen. Bij sporten die *geen* grote beweeglijkheid van de gewrichten vragen, ligt het minder voor de hand om te rekken.

In bepaalde gevallen kan de sportprestatie dus toenemen door spieren te rekken, maar in andere gevallen lijkt rekken de prestatie juist te verminderen.

Bij onderzoek naar het effect van spierrekken op sportprestaties worden verschillen gevonden tussen spierrekken *direct* voor het sporten en het *regelmatig* rekken van spieren buiten het sporten om aldus Shrier (2004):[11]
- Rekken direct voor het hardlopen: de prestatie wordt beter.
- Regelmatig rekken bij hardlopen: de prestatie wordt minder.
- Rekken direct voor 'explosieve' krachtsinspanning: de prestatie wordt minder.[12,13,14]
- Regelmatig rekken bij explosieve krachtsinspanning: de prestatie wordt beter.

Hierna volgen mogelijke verklaringen van voorgaande bevindingen.

Rekken direct voor het hardlopen

Rekken direct voor de sportprestatie leidt tot vermindering van de visco-elasticiteit* van de spierpeeseenheid. Bij vermindering van de visco-elasticiteit nemen de elastische eigenschappen van de pees toe. Een hardloper maakt, na rekken, bij iedere pas beter gebruik van de elastische energie die in de pezen wordt opgeslagen en vrijgemaakt. Gebleken is dat vooral verend rekken een gunstige invloed heeft op de elastische eigenschappen van de pees. Rekken, en vooral *verend* rekken, direct voor het sporten is dus zinvol voor hardlopers.

Regelmatig rekken bij hardlopers en springers

Waarom *regelmatig* rekken het omgekeerde resultaat geeft voor eerdergenoemde sporten is niet geheel duidelijk. Mogelijk leidt een te 'lange spierpeeseenheid' ertoe dat minder gebruik kan worden gemaakt van de elastische eigenschappen van de pezen. De spierpeeseenheid wordt door zijn grote lengte eenvoudigweg niet op spanning gebracht tijdens het hardlopen.

Rekken direct voor een explosieve krachtsinspanning

Rekken direct voor het sporten veroorzaakt mogelijk zeer geringe microruptuurtjes in de spier wat de prestatie vooral bij *explosieve* krachtsinspanning, zoals gewichtheffen en sprinten, doet verminderen.

---

* *Een visco-elastische pees vertoont vooral demping (hysterese) van bewegingen die door snel inwerkende krachten worden veroorzaakt.*

Voor een korte explosieve krachtsinspanning is een 'lange antagonist' juist voordelig, omdat de lange antagonist de agonist niet hindert door op spanning te komen.

Rekken bij krachtsporters en sprinters

> Recent vergelijkend onderzoek van Kokkonen et al. (2007)[15] ondersteunt de visie van Shrier (2004) dat *regelmatig* rekken een gunstige invloed heeft op de prestaties in krachtsport. Onderzoeken van Nelson et al. (2005)[16] en van Fletcher et al. (2007)[17] tonen dat statisch rekken direct voor een korte afstand sprint (20 meter) de prestatie negatief beïnvloed.

Voor iedere sport gelden er andere regels. De kunst is om de optimale spierlengte in te schatten voor de verschillende spieren bij de diverse vormen van sport en daarbij rekening te houden met de visco-elastische eigenschappen van de bij de sport betrokken spieren. Waarschijnlijk bestaat er voor iedere vorm van sport een uniek optimaal oefenprogramma voor het spierrekken. Deze optimale formule is echter voor de meeste vormen van sport nog niet bekend. Sommige sporters – bijvoorbeeld wielrenners – hebben waarschijnlijk nauwelijks of niet profijt van het rekken van spieren.

Statisch rekken of verend rekken[18]

- Statisch rekken leidt *sneller* tot verlenging van de spierpeeseenheid dan verend rekken.
- Verend rekken leidt tot elastischer pezen.[19,20]

Men zal dus eerder kiezen voor statisch rekken als men behoefte heeft aan een grotere bewegingsuitslag.
 De keuze valt op verend rekken als men behoefte heeft aan elastischer peesweefsel (hardlopers, voetballers e.d.).

Sporten waarbij door de pees relatief veel elastische energie wordt opgeslagen: hardlopen, voetbal, handbal, volleybal, tennis.
 Sporten waarbij weinig mogelijkheid bestaat om elastische energie op te slaan: zwemmen, fietsen, schaatsen, wandelen, boksen, rustig joggen.

Rekken: de uitvoering

Over het algemeen kan men stellen dat 20 à 30 seconden statisch rekken, driemaal per dag, voldoende is om de spierpeeseenheid te 'verlengen'. Optimaal effect wordt dan bereikt in circa zeven weken.[21] Wanneer men langer en/of frequenter rekt, wordt dit resultaat op kortere termijn bereikt en wanneer men minder intensief rekt, wordt optimaal resultaat later bereikt. De effectiviteit van statisch spierrekken is afhankelijk van de

Statisch rekken

spiergroep die gerekt wordt. De ene spier zal zich sneller aanpassen dan de ander.

PNF

Rekken door middel van PNF-technieken (Proprioceptieve Neuromusculaire Fascilitatie) lijkt een nog iets sneller resultaat te geven dan statisch rekken.[21] Een praktisch probleem hierbij is echter dat de patiënt deze oefeningen niet zelf kan uitvoeren en afhankelijk is van zeer frequent bezoek aan een fysio-, oefen-, of kinesitherapeut.

Verend rekken

Verend rekken, ook wel ballistisch rekken genoemd, lijkt volgens de huidige inzichten vooral zinvol als men de elastische eigenschappen van de pezen positief wil beïnvloeden. De methode verschilt per spiergroep. Het is niet bekend welke techniek van verend rekken voor de verschillende spiergroepen het snelst resultaat geeft. De methode moet in ieder geval zo intensief worden uitgevoerd dat een myotatische reflex (rekreflex) ontstaat bij maximale rek; een frequente korte en felle beweging dus.

Aanbevelingen bij sport

Men moet zich realiseren dat een sportprestatie afhangt van talloze factoren. Rekken is slechts één factor die een geringe invloed kan hebben op de te leveren prestatie. Bovendien lijkt het erop dat er voor iedere vorm van sport andere regels gelden met betrekking tot het rekken. Ook de manier van rekken (statisch of verend) en het tijdstip van rekken (dagelijks of direct voor de wedstrijd) zijn van invloed op de sportprestatie. Veel studies over het effect van spierrekken houden geen rekening met al deze factoren en spreken elkaar tegen.

Toch lijkt er langzaam meer duidelijkheid te komen over de effecten van rekken, al dan niet statisch, op de eigenschappen van de spierpeeseenheid. Op grond van de huidige inzichten kunnen de volgende *voorzichtige* aanbevelingen worden gedaan.

Explosieve krachtsport

– Regelmatig rekken (buiten het sporten om) wordt aangeraden bij krachtsporters die een eenmalige explosieve krachtsinspanning[15] moeten leveren, bijvoorbeeld gewichtheffers, springers[15,22] en sprinters.[16]
– Rekken direct voor een explosieve krachtsinspanning wordt afgeraden.[11,12,16,17]

Hardlopen

– Regelmatig rekken wordt afgeraden bij hardlopers en teamsporten waar veel wordt hardgelopen zoals voetbal, handbal en dergelijke.
– Rekken direct *voor* een hardloopwedstrijd (of een sport waarbij veel wordt hardgelopen) wordt juist aangeraden, bij voorkeur verend.[11,23]

Sporten die een grote beweeglijkheid van de gewrichten vereisen

Bij sporten als turnen, hordelopen, schoonspringen en acrobatiek is het noodzakelijk dat bepaalde spieren voldoende 'lang' zijn. Regelmatig statisch rekken is de snelste methode om dit te verwezenlijken.

Over de effecten van spierrekken op blessures bestaat nog veel onduidelijkheid. Een probleem is dat in het verleden vrijwel geen enkel onderzoek rekening hield met elasticiteitsveranderingen in pezen na verend rekken. Meestal werd alleen statisch gerekt.[5] Bovendien werd over het algemeen geen onderscheid gemaakt tussen bijvoorbeeld 'hardloopsporten' en wielrennen, schaatsen of krachtsport.

Misschien kan toekomstig onderzoek dat rekening houdt met voorgaande factoren aantonen dat in bepaalde gevallen blessures voorkómen kunnen worden door het doen van rekoefeningen.[23] Vooralsnog moet men rekken vooral beschouwen als mogelijkheid om het prestatievermogen te verbeteren.

Het nut van rekkingsoefeningen bij spier- en peespathologie

Rekken van antagonisten

Na een letsel van spier, pees, peesaanhechting* of apofyse is het zinvol de plaats van het letsel te ontlasten. De patiënt kan – afhankelijk van de ernst van het letsel – een tijdje stoppen met sporten of met krukken gaan lopen. Ontlasten van de aangedane spier kan ook voor een klein deel worden gerealiseerd door de *antagonisten* van de betrokken spier te rekken. In geval van een letsel van de m. quadriceps femoris: als de hamstrings – door spierrekken – goed op lengte zijn, zal de m. quadriceps minder kracht hoeven te leveren om de knie te strekken. Dit gunstige effect van spierrekken geldt vooral wanneer sprake is van sterk verkorte musculatuur. *Statisch* rekken van de antagonisten geeft sneller resultaat dan verend rekken, omdat men als doel heeft een grotere *spierlengte* van de antagonist te bewerkstelligen.

Voorbeelden van aandoeningen waarbij *ontlasten* van de aangedane spier wordt aanbevolen:
– rupturen;
– peesletsels;
– insertietendopathieën;
– apofysitiden of kleine avulsiefracturen rond de origo of insertie van de spier;
– myositis ossificans.

---

* *Een apofyse is een kleine uitwas aan een bot waar zich gewoonlijk een peesinsertie bevindt.*

Figuur 5a-1
Als de hamstrings – door spierrekken – goed op lengte zijn, zal de m. quadriceps minder kracht hoeven te leveren om de knie te strekken.

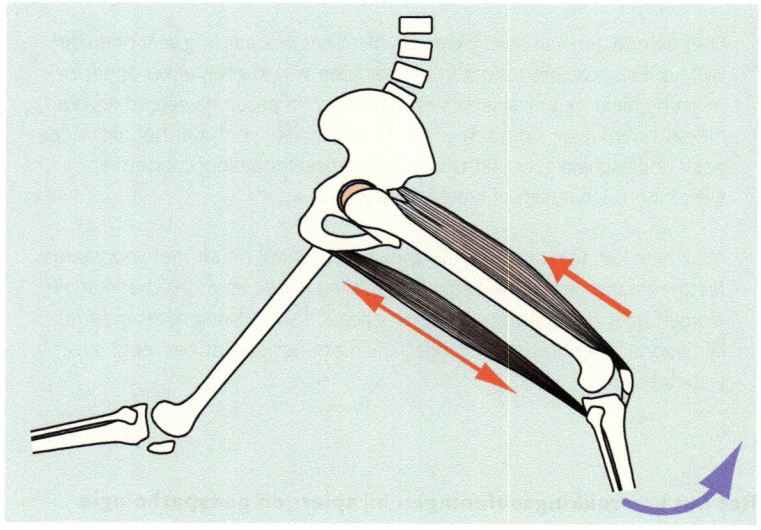

Apofysitiden*

Tieners hebben vaak sterk verkorte beenspieren. Dit komt doordat de botgroei tijdens de groeispurt sneller verloopt dan de groei van de spierpeeseenheid. Een veelvoorkomende aandoening onder sportende tieners is de apofysitis van de tuberositas tibiae ofwel de ziekte van Osgood Schlatter. De lokalisatie van deze aandoening is de relatief zwakke tuberositas tibiae die dan nog gedeeltelijk uit groeiend kraakbeen bestaat. Sterk verkorte beenspieren (van hamstrings en m. quadriceps) verhogen de krachten die op deze apofyse inwerken.

Therapie bestaat uit het ontlasten van de tuberositas tibiae. Dit kan – behalve door het nemen van rust – voor een deel worden gerealiseerd door het rekken van de hamstrings. Analoog hieraan kunnen ook de volgende aandoeningen worden behandeld.

Apofysitis of avulsie van:
- spina iliaca anterior inferior (origo van de m. rectus femoris): rekken van de hamstrings;
- tuber ossis ischii (origo van de hamstrings): rekken van de m. rectus femoris;
- onderpool van de patella (ziekte van Sinding Larsen en Johansson): rekken van de hamstrings;
- trochanter major: rekken van de adductoren.

---

* *Uitgebreide informatie over dit onderwerp is te vinden in een eerder verschenen boek van* **Orthopedische Casuïstiek: Kinderorthopedie: de kwetsbaarheid van het jeugdige skelet. Onderste extremiteit.** *Koos van Nugteren, Dos Winkel.*

Rekken van agonisten

Letsels

Na een spierruptuur contraheren de nog gezonde spierbundels in de directe omgeving van het letsel om de gescheurde spiervezels te ontlasten. Daarom loopt iemand met een verse zweepslag in de kuit vaak op de tenen van de voet van het aangedane been.

Tijdens het reparatie/regeneratieproces is de spierpeeseenheid gedurende een aantal weken of maanden verminderd belastbaar. Gedurende deze tijd wordt het beschadigde weefsel vervangen door het oorspronkelijke spier- of peesweefsel. Tijdens de revalidatie moet de belasting geleidelijk weer worden opgebouwd. Zolang men absolute rust neemt, zal nooit een goede belastbaarheid of spierlengte worden bereikt.

Een (gerуptureerde) spier die lange tijd niet op zijn maximale lengte wordt gebracht zal zich verkorten. Tijdens de revalidatie moet men dus aandacht besteden aan het terugwinnen van voldoende spierlengte. De meest efficiënte methode om voldoende spierlengte te realiseren is *statisch* rekken. Uiteraard moet dit, gezien de verminderde belastbaarheid van de spierpeeseenheid, voorzichtig gebeuren.

In geval van apofysitiden en avulsiefracturen wordt het rekken van de *aangedane* spier afgeraden. Pas als de aandoening (nagenoeg) hersteld is, kan men proberen door voorzichtig te rekken, de aangedane spier op lengte te brengen zolang dit tenminste *geen* pijn provoceert. Rekken van de *antagonisten* wordt juist wel aanbevolen.

Degeneratie

Een gezonde spierpeeseenheid verzwakt als deze gedurende lange tijd weinig of niet belast wordt. Als een spier gedurende lange tijd niet meer op zijn maximale lengte wordt gebracht, vindt spierverkorting plaats. Deze verschijnselen van degeneratie kan men verwachten bij:
– immobilisatie (bijvoorbeeld na botbreuken);
– veroudering;
– langdurige rust; spitsvoeten kunnen ontstaan als gevolg van langdurige bedlegerigheid.

Degeneratie van de spierpeeseenheid wordt behandeld met krachttraining, bij voorkeur excentrisch uitgevoerd en – als sprake is van spierverkorting – door middel van rekoefeningen. Hiermee worden na verloop van tijd de kracht, lengte en kwaliteit van het spierpeesweefsel weer genormaliseerd.

Tendinose

Een bijzondere vorm van degeneratie in de spierpeeseenheid is de tendinose.* Dit is een aandoening waarbij de pees zich verdikt als gevolg van een te grote hoeveelheid matrix tussen de collagene peesvezels. Verder is sprake van desoriëntatie van de collagene vezels; de vezels liggen niet meer netjes parallel naast elkaar, maar er is sprake van een warrig beeld met kleine ruptuurtjes en avasculaire zones binnen het weefsel. Een pees met verschijnselen van tendinose kan asymptomatisch voorkomen, maar dikwijls is sprake van pijn. Beruchte lokalisaties zijn de achillespees, de m. extensor carpi radialis brevis (tenniselleboog), de kniepees (jumper's knee), de rotatorcuffmusculatuur van de schouder en de heupabductoren ter plaatse van de trochanter major.

De best werkzame therapie bij tendinose is volgens de huidige inzichten excentrisch[24] uitgevoerde krachttraining. Vermoedelijk wordt door excentrische training de peescel mechanisch geprikkeld tot het aanmaken van gezond collageen wat leidt tot verbetering van de kwaliteit van het peesweefsel.[25,26]

Sommige onderzoeken melden een enigszins gunstig resultaat van *spierrekken* bij tendinose. Het is niet uitgesloten dat spierrekken door de peescel als een lichte mechanische prikkel wordt ervaren. Mogelijk wordt hiermee het – enigszins – gunstige effect verklaard van spierrekken bij tendinose. De resultaten van excentrische krachttraining zijn volgens de huidige inzichten beter dan die van rekken.[27] Een enkele publicatie toont een even goed resultaat van rekken in vergelijking met excentrisch trainen.[28]

Aanbeveling van de auteur

Aangeraden wordt om tendinose te behandelen met excentrische krachttraining. De krachttraining wordt uitgevoerd in series van een aantal contracties. Tussen de series neemt men één tot twee minuten rust waarin de spier kan worden gerekt.

Rekken van onderarmextensoren

Solveborn (1997)[29] deed specifiek onderzoek naar de effecten van spierrekking bij de behandeling van de tenniselleboog. Twee groepen werden behandeld:
- De eerste groep deed tweemaal daags rekoefeningen van de onderarmextensoren.

---

* *Uitgebreide informatie over dit onderwerp is te vinden in een eerder verschenen boek van* Orthopedische casuïstiek: Onderzoek en behandeling van peesaandoeningen / tendinose. *Koos van Nugteren, Dos Winkel.*

- De tweede groep kreeg een proximale onderarmband (tenniselleboogband).

Beide patiëntengroepen toonden vooruitgang, maar de groep bij wie rekoefeningen werden toegepast ging er in alle opzichten significant meer op vooruit (52% goed resultaat) dan de groep waarin men alleen een tenniselleboogbandje droeg (38% goed resultaat).

Literatuur

1. Yeung EW, Yeung SS. Interventions for preventing lower limb soft-tissue injuries in runners. Cochrane Database Syst Rev 2001;(3).
2. Mechelen W van, Hlobil H, Kemper HC, Voorn WJ, Jongh HR de. Prevention of running injuries by warm-up, cool-down, and stretching exercises. Am J Sports Med 1993 Sep-Oct;21(5):711-9.
3. Andersen JC. Stretching before and after exercise: effect on muscle soreness and injury risk. J Athl Train 2005 Jul-Sep;40(3):218-20.
4. Bolhuis AI van. Is rekken zinvol? Stimulus 2003;2.
5. Weldon SM, Hill RH. The efficacy of stretching for prevention of exercise-related injury: a systematic review of the literature. Man Ther 2003 Aug;8(3):141-50.
6. Thacker SB, Gilchrist J, Stroup DF, Kimsey CD Jr. The impact of stretching on sports injury risk: a systematic review of the literature. Med Sci Sports Exerc 2004 Mar;36(3):371-8.
7. Herbert R, Noronha M de. Stretching to prevent or reduce muscle soreness after exercise. Cochrane Database Syst Rev 2007 Oct 17;(4):CD004577.
8. Witvrouw E, Mahieu N, Roosen P, McNair P. The role of stretching in tendon injuries. Br J Sports Med 2007 Jan 29. [Epub ahead of print.]
9. Mahieu N, Witvrouw E. Oefentherapie bij peesaandoeningen. Antwerpen: Standaard Uitgeverij nv, 2006:31.
10. Magnusson SP, Aagaard P, Nielson JJ. Passive energy return after repeated stretches of the hamstring muscle-tendon unit. Med Sci Sports Exerc 2000 Jun;32(6):1160-4.
11. Shrier I. Does stretching improve performance? A systematic and critical review of the literature. Clin J Sport Med 2004 Sep;14(5):267-73.
12. Bradley PS, Olsen PD, Portas MD. The effect of static, ballistic, and proprioceptive neuromuscular facilitation stretching on vertical jump performance. J Strength Cond Res 2007 Feb;21(1):223-6.
13. Davis JE, Macconnell TD. Acute effects of static and proprioceptive neuromuscular facilitation stretching on muscle strength and range of motion. Med Sci Sports Exerc 2007 May;39(5 Suppl):S487.
14. Edwards DA, Huntsman E, Marmesh L, Signorile JF. The effect of selective stretching of the agonist and antagonist muscles on power. Med Sci Sports Exerc 2007 May;39(5 Suppl):S302.
15. Kokkonen J, Nelson AG, Eldredge C, Winchester JB. Chronic static stret-

ching improves exercise performance. Med Sci Sports Exerc 2007 Oct;39(10): 1825-31.
16. Nelson AG, Driscoll NM, Landin DK, Young MA, Schexnayder IC. Acute effects of passive muscle stretching on sprint performance. J Sports Sci 2005 May;23(5):449-54.
17. Fletcher IM, Anness R. The acute effects of combined static and dynamic stretch protocols on fifty-meter sprint performance in track-and-field athletes. J Strength Cond Res 2007 Aug;21(3):784-7.
18. Mahieu N, Witvrouw E. Oefentherapie bij peesaandoeningen. Antwerpen: Standaard Uitgeverij nv, 2006:35-44.
19. Witvrouw E, Mahieu N, Roosen P, McNair P. The role of stretching in tendon injuries. Br J Sports Med 2007 Apr;41(4):224-6.
20. Kubo K, Kanehisa H, Fukunaga T. Effects of resistance and stretching training programmes on the viscoelastic properties of human tendon structures in vivo. J Physiol 2002 Jan 1;538(Pt 1):219-26.
21. Shrier I, Gossal K. Myths and truths of stretching. The Physician and Sportsmedicine 2000 aug;28(8):1-8.
22. Behm DG, Kibele A. Effects of differing intensities of static stretching on jump performance. Eur J Appl Physiol. 2007 Nov;101(5):587-594. Epub 2007 Aug 4.
23. Witvrouw E, Mahieu N, McNair P. Stretching en blessurepreventie – eigenaardige verhouding. Stimulus 2006;3.
24. Jonsson P, Alfredson H. Superior results with eccentric compared to concentric quadriceps training in patients with jumper's knee: a prospective randomised study. Br J Sports Med 2005 Nov;39(11):847-50.
25. Langberg H, Ellingsgaard H, Madsen T, Jansson J, Magnusson SP, Aagaard P, Kjaer M. Eccentric rehabilitation exercise increases peritendinous type I collagen synthesis in humans with Achilles tendinosis. Scand J Med Sci Sports 2007 Feb;17(1):61-6.
26. Ohberg L, Lorentzon R, Alfredson H. Eccentric training in patients with chronic Achilles tendinosis: normalised tendon structure and decreased thickness at follow up. Br J Sports Med 2004 Feb;38(1):8-11.
27. Woodley BL, Newsham-West RJ, Baxter GD. Chronic tendinopathy: effectiveness of eccentric exercise. Br J Sports Med 2007 Apr;41(4):188-98.
28. Nørregaard J, Larsen CC, Bieler T, Langberg H. Eccentric exercise in treatment of Achilles tendinopathy. Scand J Med Sci Sports 2007 Apr;17(2):133-8.
29. Solveborn SA. Radial epicondylalgia ('tennis elbow'): treatment with stretching or forearm band. A prospective study with long-term follow-up including range-of-motion measurements. Scand J Med Sci Sports 1997;7(4): 229-37.

6 Chronische, belastingafhankelijke klachten aan de mediale zijde van beide onderbenen bij een 22-jarige sporter*

Marc Martens

Sinds ruim een jaar klaagde een zeer actieve sportman (hij speelde voornamelijk voetbal) over pijn aan de mediale zijde van zijn beide onderbenen. De pijn werd diep gevoeld. De klachten waren geleidelijk ontstaan en waren duidelijk belastingafhankelijk. Met name bij duurlopen, heuvel op- en heuvel aflopen, evenals bij langere sprints, ontstonden pijn en een krampgevoel, diep in de kuiten. Doorgaan met sporten was op die momenten onmogelijk. In rust verdwenen de klachten vrijwel onmiddellijk, maar ze traden weer vrij snel op bij een nieuwe activiteit. Er was nooit pijn *na* inspanning, hooguit een zwaar gevoel in beide kuiten.

Wanneer patiënt de inspanning goed doseerde, had hij praktisch nergens last van.

Aanvankelijk werden verschillende fysiotherapeutische behandelmethoden toegepast, maar steeds zonder resultaat. Niet-steroïde antiflogistica hielpen niet en ook functionele inlegzolen gaven geen enkele verbetering.

Zijn huisarts dacht aan een vasculair probleem met claudicatio-achtige klachten en verwees patiënt naar een vaatchirurg. Deze deed een arteriografisch onderzoek dat eveneens niets opleverde. Aangezien normale sportbeoefening voor hem niet meer mogelijk was, werd patiënt uiteindelijk naar onze dienst verwezen.

Interpretatie

Klachten van het onderbeen komen bij sporters frequent voor. Differentiaaldiagnostisch moet men vooral denken aan de volgende aandoeningen:
- spierscheur (coup de fouet of zweepslag: *zie hoofdstukken 1, 2 en 3*);
- het mediaal tibiaal stresssyndroom (shin splints: *zie hoofdstuk 4 en 4a*);
- stressfractuur van de tibia *(zie hoofdstuk 4)*;
- compartimentsyndroom van het anterieure compartiment van het onderbeen *(zie hoofdstuk 5)*.

---

* Deze patiëntencasus is een bewerking van een – onder dezelfde naam – eerder verschenen casus (EV18) in *Orthopedische Casuïstiek*.

Bij deze patiënt gaat het om pijn die diep aan de mediale zijde van de kuiten wordt gevoeld. De pijn is duidelijk belastingafhankelijk en verdwijnt haast direct wanneer de belasting ophoudt. Dit laatste is bij peesletsel *niet* het geval: ná belasting zijn de klachten van peesletsels vaak net zo erg als of zelfs erger dan *tijdens* de belasting.

Verder dient men uiteraard met niet-sportspecifieke pathologie, zoals infecties en bottumoren, rekening te houden en zelfs met vasculaire afwijkingen zoals claudicatio intermittens (zelden bij jonge mensen).

Deze voorgeschiedenis doet vooral denken aan een compartimentsyndroom, ook wel logesyndroom genoemd. Hier zou het dan het diepe *posterieure* compartiment betreffen. Dit diepe posterieure compartimentsyndroom komt na het anterieure compartimentsyndroom het meest frequent voor. In het diepe posterieure compartiment bevinden zich de diepe kuitspieren (m. tibialis posterior, m. flexor hallucis longus en m. flexor digitorum longus), maar ook de arteria en nervus tibialis *(figuur 5-1).*

Inspectie

Geen bijzonderheden; met name geen standafwijkingen van voeten en benen.

Algemene palpatie

Normale lokale huidtemperatuur.

Functieonderzoek

Geen bijzonderheden.

Specifieke palpatie

Mediaal van de tibia, ter hoogte van de m. flexor hallucis longus, bestaat drukpijn. Deze drukpijn komt overeen met de pijn die patiënt tijdens zijn sportbeoefening ervaart.

Interpretatie Ook het negatieve functieonderzoek is kenmerkend voor een compartimentsyndroom. De klinische diagnose is hiermee in feite gesteld. Het enige zinvolle technische onderzoek is een intracompartimentele drukmeting, waarbij niet alleen de rustdruk belangrijk is, maar ook de druk na een standaardinspanning, evenals de tijd die daarna nodig is voor terugkeer van de normale drukwaarde. In geval van een compartimentsyndroom zijn zowel de druk in rust als die tijdens de gestandaardiseerde inspanning, verhoogd. Het normaliseren van de druk ná de inspanning verloopt zeer traag.

De intracompartimentele drukmeting toont een duidelijk verhoogde rustwaarde, evenals een abnormaal hoge waarde na de standaardinspanning. De druk normaliseert zeer traag.

Aanvullend onderzoek

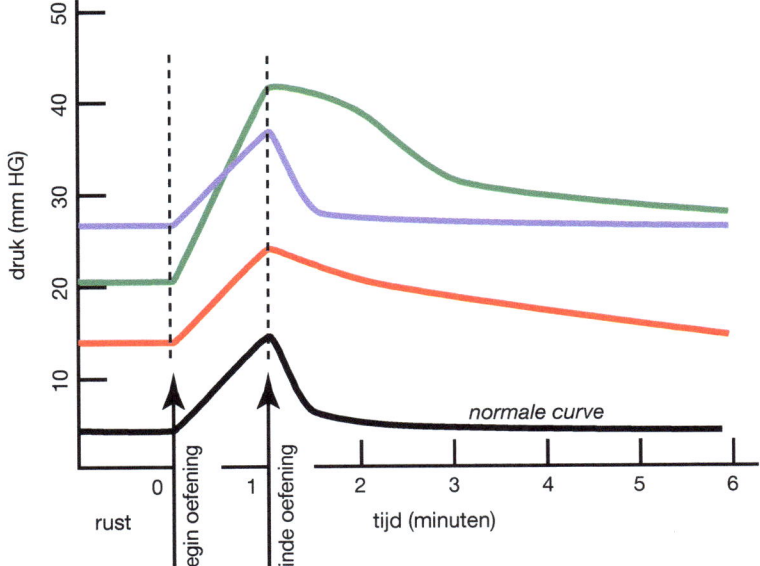

Figuur 6-1
Vier grafieken van een aantal intracompartimentele drukmetingen. Onderaan in deze afbeelding wordt de normale (zwarte) grafiek getoond met de rustdruk en de druktoename na een standaardoefening en het verloop tot opnieuw vrijwel de rustdruk is bereikt. De overige gekleurde grafieken zijn gemaakt van verschillende patiënten. In geval van een chronisch compartimentsyndroom vinden we niet alleen een verhoogde rustdruk, maar ná een inspanningsproef ook een vertraagde terugkeer naar de normale rustdruk.

Diagnose

Chronisch diep posterieur compartimentsyndroom

Therapie

Bij een bewezen chronisch compartimentsyndroom zijn er slechts twee therapeutische mogelijkheden: ofwel de patiënt zal zijn of haar sportactiviteiten moeten aanpassen (activiteiten binnen de pijngrens), ofwel men kiest voor een operatieve klieving van de fascia.

Patiënt kiest voor de operatie, die aan beide onderbenen wordt uitgevoerd.

Vier weken na de ingreep is patiënt weer aan het joggen. Drie maanden na de ingreep hervat hij zonder enige beperking zijn sportbeoefening.

Follow-up

7 Kuitpijn, geleidelijk optredend en toenemend na vijftig meter hardlopen bij een 46-jarige man

Koos van Nugteren

Een 46-jarige man met een druk gezin had al enkele jaren niet meer gesport. Hij besloot om meer aan zijn conditie te gaan doen, kocht een paar goede hardloopschoenen en begon met joggen. Steeds als hij meer dan vijftig meter gelopen had, ontstond echter pijn in zijn linkerkuit (aan de achterzijde) waardoor verder joggen onmogelijk werd. Toen de situatie na enkele weken niet verbeterde, bezocht hij zijn huisarts die hem doorverwees naar een fysiotherapeut. Deze vond bij onderzoek eigenlijk geen bijzonderheden. Wel waren enkele spataderen zichtbaar op de linkerkuit. Rechts waren deze niet aanwezig. Fysiotherapeutische behandelingen (massages en ultrageluid) hadden niet het gewenste resultaat en patiënt besloot vervolgens een medisch fitnessprogramma te volgen. Toen ook dat niet hielp, vertelde men op het fitnesscentrum dat mogelijk sprake was van een compartimentsyndroom. Hier werd echter verder geen onderzoek naar gedaan.

Omdat patiënt last blijft houden, bezoekt hij enkele maanden later weer zijn huisarts die hem doorstuurt voor specialistisch onderzoek.
    Patiënt rookt niet.

Patiënt heeft in rust geen pijn, alleen na circa vijftig meter hardlopen. **Status praesens**
    Hij fietst regelmatig, maar heeft daarbij geen klachten.

Inspectie en algemene palpatie

Er zijn enkele spataderen zichtbaar aan de achterzijde van de aangedane kuit.
    Palpatie toont geen verhoogde temperatuur.

Functieonderzoek

Het functieonderzoek is volledig negatief. Er is geen rekpijn en patiënt kan zonder problemen op de tenen staan van het aangedane been.

Palpatie

Geen bijzonderheden; diepe palpatie provoceert geen pijn. Ook als na een stukje hardlopen pijn in de kuitspier optreedt, wordt deze door palpatie niet verergerd.

Interpretatie Aangezien er bij het functieonderzoek geen bijzonderheden te vinden zijn, is de kuitspier waarschijnlijk gezond. Problemen ontstaan alleen *tijdens* het hardlopen. Waarschijnlijk is hier sprake van een circulatiestoornis; pas als de kuitspier veel bloed vraagt, ontstaat een tekort aan zuurstof, wat pijn veroorzaakt.

Een compartimentsyndroom kan soortgelijke klachten veroorzaken; patiënt ervaart hierbij echter meestal een *strak, pijnlijk gevoel* aan de *anterolaterale* zijde van het onderbeen en veel minder of niet in de kuit *(zie hoofdstuk 5 en 7a)*. Een relatief zeldzaam diep dorsaal compartimentsyndroom behoort overigens nog wel tot de mogelijkheden *(zie hoofdstuk 6)*.

Vooralsnog wordt eerst de doorbloeding van het aangedane been onderzocht.

Aanvullend onderzoek Met een bloeddrukmeter boven de enkel wordt de bloeddruk gemeten, eerst in de arm, dan van het rechterbeen en vervolgens van het linkerbeen: de bloeddruk in de arm en in het niet-aangedane rechterbeen is normaal (arm: 120/80). In de aangedane linkerenkel wordt echter een bloeddruk gemeten van 90/75. Er is dus sprake van een veel te lage bovendruk in de linkerenkel. Dat betekent dat de enkel-armindex een waarde heeft van 0,75: ruim onder de kritische waarde van 0,95.

Enkel-armindex

Onder gezonde omstandigheden hoort de bovendruk van de enkel *hoger* te zijn dan die van de arm. De verhouding tussen de gemeten bovendruk van enkel en arm wordt de *enkel-armindex* genoemd *(zie addendum na deze casus)*.

$$\text{Enkel-armindex} = \frac{\text{systolische bloeddruk enkel}}{\text{systolische bloeddruk arm}}$$

Een gezonde enkel-armindex heeft een waarde boven de 1. Wanneer de enkel-armindex minder is dan 0,95 dan spreekt men van perifeer arterieel vaatlijden.[1]

Wanneer er bij patiënt een putje wordt geduwd in de huid ter plaatse van de linkerenkel dan blijkt dat de snelheid van bloedvulling is vertraagd. Rechts is de snelheid van bloedvulling normaal.

Voorgaande bevindingen wijzen op een circulatiestoornis.

Er wordt dan ook een arteriografie[1] verricht. Op het arteriogram (figuur 7-1) is een afsluiting zichtbaar vanaf de plaats waar de a. femoralis de canalis adductorius[1] (kanaal van Hunter) verlaat en de fossa poplitea bereikt. Deze lokalisatie staat bekend als de hiatus adductorius. Distaal hiervan verandert de a. femoralis van naam en wordt de a. poplitea genoemd. De a. poplitea is op het arteriogram nauwelijks zichtbaar. Deze arterie ontvangt duidelijk te weinig bloed. De circulatie rond de knie vertoont een abnormaal anatomisch patroon. Hier hebben zich collaterale bloedvaten gevormd die de a. tibialis, de a. fibularis en de a. tibialis anterior via een omweg van bloed voorzien. Deze drie in het onderbeen gelegen arteriën zijn op het arteriogram goed zichtbaar. Kennelijk is bij deze patiënt de collaterale circulatie voldoende in staat om de kuitspieren van bloed te voorzien. Zodra hij echter gaat hardlopen, ontstaat er vrijwel direct ischemie.

Verder aanvullend onderzoek

Diagnose

Claudicatio intermittens ten gevolge van stenose* van de a. poplitea

Therapie

Conservatieve behandeling van claudicatio intermittens bestaat uit looptraining. Patiënt moet steeds de circulatie ter plaatse van de afsluiting zodanig stimuleren dat pijn optreedt. Na verloop van tijd kunnen er zich (meer en grotere) collaterale bloedvaatjes vormen die het afgesloten deel van de arterie overbruggen.

Meer ingrijpend is de ballondilatatie ofwel het dotteren van het afgesloten bloedvat. Hierbij wordt in het aangedane bloedvat een katheter met een soort ballonnetje geschoven, dat ter plaatse van de afsluiting wordt 'opgeblazen' om het vernauwde bloedvat op te rekken. Dit wordt een percutane transluminale angioplastiek genoemd (zie hoofdstuk 7a).

---

* *Stenose = vernauwing.*

Figuur 7-1
Het arteriogram toont een afsluiting van de a. poplitea in het onderste derde deel van het bovenbeen (zie pijl). De circulatie rondom de knie (tussen de beide stippellijnen) vertoont een abnormaal anatomisch patroon. Hier hebben zich collaterale bloedvaten gevormd die de a. tibialis posterior, de a. fibularis en de a. tibialis anterior via een omweg van bloed voorzien. Onder de onderste stippellijn zijn deze drie anatomische structuren weer goed zichtbaar.

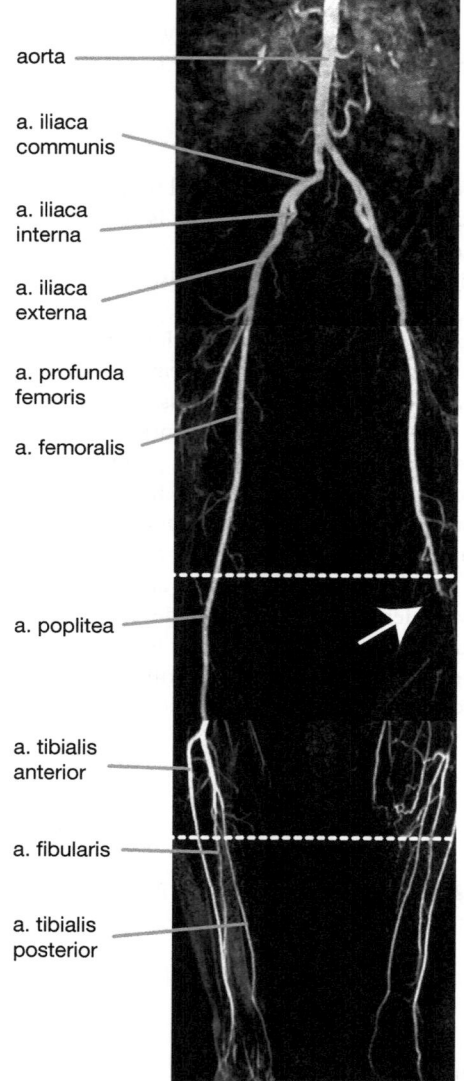

Patiënt kiest voor conservatief beleid. Hardlooptraining vindt hij echter te frustrerend, omdat hij daarbij steeds moet stoppen. Hij besluit te gaan badmintonnen. Dit kan hij aanvankelijk tien minuten zonder onderbreking volhouden; daarna moet hij aan de kant gaan zitten om de pijn in de kuit te laten zakken. In de loop van enkele maanden kan hij het badmintonnen steeds langer volhouden. Als hij vervolgens – in plaats van badminton – gaat tennissen, verdwijnt de pijn vrijwel volledig.

Follow-up Drie jaar na aanvang van de klachten kan patiënt moeiteloos een uur lang tennissen.

Bespreking

Aangezien een perifere vaatafsluiting wijst op slechte bloedvaten, is het verstandig een patiënt met een dergelijke aandoening te onderzoeken op verborgen vaatproblematiek elders in het lichaam. Nader onderzoek toont bij deze patiënt echter geen nevenpathologie. Ook het cholesterolgehalte in het bloed blijkt normaal.

Het addendum volgend op deze patiëntencasus gaat dieper in op de *arteriële claudicatio intermittens*.

Literatuur

1 Stoffers HE, Rinkens PE, Kester AD, Kaiser V, Knottnerus JA. The prevalence of asymptomatic and unrecognized peripheral arterial occlusive disease. Int J Epidemiol 1996 Apr;25(2):282-90.

7a Addendum: arteriële claudicatio intermittens

Koos van Nugteren

Het fenomeen 'claudicatio* intermittens' moet beschouwd worden als een symptoom. Een patiënt met claudicatio intermittens krijgt pijn in een been als hij een bepaalde afstand heeft gelopen. Hij moet dan enige tijd stilstaan waarna hij weer verder kan lopen. Een claudicatio intermittens kan optreden bij een vernauwing van één of meerdere beenarteriën. In de meeste gevallen wordt deze vernauwing veroorzaakt door atherosclerose. Dit addendum bespreekt de oorzaken, diagnostiek en behandeling van atherosclerose van de beenvaten.

Atherosclerose

Bij atherosclerose vindt plaquevorming** in arteriën plaats; de plaques bestaan uit een brei van necrotisch materiaal met neerslag van kalk en vettige substanties zoals cholesterol en zij worden afgekapseld door een bindweefsellaag.[1] De plaques bevinden zich in het lumen van de arterie; het bloedvat wordt hierdoor vernauwd. Het is een aandoening van de slagaderen, maar wordt vaak ten onrechte *ader*verkalking genoemd. Wanneer de beenarteriën zijn aangedaan, spreekt men van *perifeer* arterieel vaatlijden. Als er symptomen zijn van perifeer arterieel vaatlijden dient men er rekening mee te houden dat ook bloedvaten elders in het lichaam zijn aangedaan. Personen met perifeer arterieel vaatlijden hebben dan ook een sterk verhoogde kans op het krijgen van cardiale en cerebrovasculaire atherosclerose. De levensverwachting van patiënten met claudicatio intermittens is ongeveer tien jaar korter dan van gezonde personen.

Vernauwing van beenarteriën hoeft niet *altijd* te leiden tot klachten. Dit is mede afhankelijk van het activiteitenniveau van de persoon. Zo kreeg de

---

* Clausis (Latijn) = mank. Een persoon met claudicatio intermittens loopt echter niet mank maar heeft pijn.
** Plaque: oppervlakkige verhevenheid met een diameter van 2 à 10 cm.

> patiënt uit de voorgaande patiëntencasus pas klachten *nadat* hij begonnen was met hardlopen. Daarvóór was de aandoening asymptomatisch.

Risicofactoren

De aandoening 'atherosclerose' ontstaat eerder en heeft een sneller verloop in aanwezigheid van de volgende risicofactoren:
- roken: dit is de belangrijkste risicofactor voor het ontstaan van atherosclerose;
- hoge bloeddruk;
- suikerziekte;
- aangeboren hyperlipidemie: erfelijke aandoening waarbij een verhoogd gehalte aan bepaalde vetten in het bloed aanwezig is;
- relatief hoge leeftijd (boven 60 jaar);
- mannelijk geslacht.

Symptomatologie

Wanneer sprake is van vernauwing van beenarteriën kan dit leiden tot een groot aantal symptomen en bevindingen bij onderzoek. De kans dat er een pathologische vaatvernauwing is, wordt groter naarmate er meer van de volgende zaken worden gevonden bij de betreffende patiënt.[2]
- Er is sprake van één of meerdere van eerdergenoemde risicofactoren.
- Er is sprake van claudicatio-intermittensklachten.
- De a. tibialis posterior is niet of minder goed palpabel aan de aangedane zijde.
- Er is sprake van een a. femoralis-souffle.*
- De voet van het aangedane been is kouder.

Bij het *afwezig* zijn van voorgaande bevindingen is de kans zeer groot dat de bloedvaten in orde zijn. Wanneer een aantal bevindingen wel aanwezig is dan *kan* sprake zijn van een vernauwing, maar het hoeft niet. Zelfs wanneer perifere pulsaties van de beenarteriën niet palpabel zijn, kunnen de beenvaten in orde zijn.

Enkel-armindex Wanneer men twijfelt over de diagnose dan is het verstandig de enkel-armindex te meten *(zie hoofdstuk 7)*.

Wanneer de enkel-armindex minder is dan 0,95 dan spreekt men van perifeer arterieel vaatlijden.[3] Hoe lager de waarde, des te ernstiger is de aandoening. Wanneer de waarde minder is dan 0,75 dan is de kans groot dat patiënt ook elders in het lichaam slechte bloedvaten heeft, bijvoor-

---

* *Souffle = zacht blazend geluid dat bij auscultatie met de stethoscoop wordt gehoord.*

beeld coronair* vaatlijden en/of cerebrovasculair vaatlijden. Op latere leeftijd loopt de aangedane patiënt dus meer kans op het krijgen van een hartinfarct of CVA.

Het bepalen van de enkel-armindex is een betrouwbare methode om perifeer arterieel vaatlijden op te sporen.

Wanneer men na bepaling van de enkel-armindex nog steeds twijfelt over de diagnose dan kan men een looptest uitvoeren: patiënt loopt op een loopband (circa 3 km/h) totdat klachten optreden en vervolgens wordt de enkel-armindex gemeten. Wanneer de index meer dan 30% lager is dan de index in rust, dan is de kans zeer groot dat sprake is van een arteriële obstructie.

Beeldvorming

Arteriografie *(zie figuur 7-1)* is de gouden standaard voor het vaststellen van vernauwingen van bloedvaten. Hierbij wordt na inspuiting van een contrastvloeistof een röntgenfoto gemaakt van de arteriën. Moderne apparaten maken gebruik van digitale technieken. De digitale substractiearteriografie heeft als voordeel dat men geen film hoeft te ontwikkelen, dat er minder contrastvloeistof nodig is en er kleinere arteriën kunnen worden afgebeeld.

Arteriografie

Tegenwoordig zijn er minder invasieve onderzoeksmethoden dan arteriografie voorhanden. Arteriografie wordt de laatste jaren dan ook steeds minder toegepast. Het wordt vooral toegepast wanneer men overweegt te opereren of wanneer de uitslag van de arteriografie van invloed is op de in te zetten behandeling.

Doppler-signaalanalyse is een niet-invasieve en patiëntvriendelijke onderzoeksmethode. Door met een soort stift over de huid te 'glijden' wordt een slagader in de lies, knie of enkel opgezocht. De stift zendt ultrageluidgolven uit die na terugkaatsing door het bloedvat weer worden opgevangen. Dit teruggekaatste signaal wordt omgezet in geluid en beeld (monitor). Wanneer een bloedvat is vernauwd, dan is dit te zien aan het teruggekaatste signaal. Nadelen zijn: het is lastig om vaatvernauwingen op meerdere lokalisaties te detecteren en het is lastig om de exacte lokalisatie en ernst van de vernauwing te bepalen.

Doppler

Duplexscanning is een combinatie van echografie en Doppler. Hiermee kunnen de bloedvaten en de stroomsnelheid van het bloed in beeld worden gebracht. Deze onderzoeksmethode biedt de mogelijkheid de ernst en lokalisatie van de vaatvernauwing te beoordelen. Het betreft een goede onderzoekstechniek voor aorta, iliacale arteriën en de a. femoralis, maar is minder betrouwbaar voor onderzoek van de arteriën die distaal van de

Duplexscanning

---

* *Coronaire bloedvaten bevinden zich in het hart.*

knie zijn gelokaliseerd. Deze onderzoekstechniek wordt onder meer uitgevoerd om te beoordelen of de betrokken patiënt in aanmerking komt voor een zogenaamde percutane transluminale angioplastiek (PTA) of voor een operatie.

Kleurenduplexscanning is nog nauwkeuriger dan 'gewone' duplexscanning.[2]

Therapie

Atherosclerose van de beenvaten is een aanwijzing voor vaataandoeningen elders in het lichaam. De behandeling dient dan ook niet alleen gericht te zijn op het verminderen van de claudicatio intermittens. Men moet tevens nagaan of er algemeen preventieve maatregelen nodig zijn om bijvoorbeeld coronaire bloedvaten of bloedvaten in de hersenen te beschermen.

Conservatieve behandeling

– Stoppen met roken(!)
– Veel lichaamsbeweging.
– Behandeling van een eventueel aanwezige diabetes mellitus.
– Behandeling van een eventueel hoge bloeddruk.
– Remming van aggregatie van bloedplaatjes door medicatie: dit is alleen van belang voor patiënten met coronaire en cerebrovasculaire problematiek. In geval van claudicatio intermittens wordt de progressie van de aandoening weliswaar enigszins geremd (dit is zichtbaar op het arteriogram), maar de loopafstand wordt er niet duidelijk door beïnvloed.[4]
– Dieet: onder meer het verminderen van het gebruik van verzadigde vetzuren.
– Goede voetverzorging om infecties van kleine wondjes tegen te gaan; dit geldt in het bijzonder voor de ernstige vormen van claudicatio intermittens waarbij ook sprake is van suikerziekte.
– Looptraining. Looptraining gedurende minimaal drie maanden leidt in vrijwel alle gevallen tot een toename van de loopafstand, hoewel deze vaak niet spectaculair toeneemt. Opmerkelijk is het feit dat er na een periode looptraining geen verandering optreedt in de bloeddruk van de enkel.[2]

Operatieve behandeling

Atherosclerose is een aandoening die niet te *genezen* is door middel van een operatie. Een operatie moet men dan ook beschouwen als een methode om een van de *gevolgen* van atherosclerose te behandelen. De kwaliteit van het leven kan hiermee voor de patiënt (soms tijdelijk) verbeteren. Conservatieve maatregelen (stoppen met roken, lichaamsbeweging etc.) blijven ook na de operatie voor de gezondheid van de patiënt van groot belang.

Percutane transluminale angioplastiek

Percutane transluminale angioplastiek (PTA) wordt ook wel ballondilatatie of dotteren genoemd. Hierbij wordt via een katheter een ballon in het bloedvat geschoven die ter plaatse van de vernauwing wordt opgeblazen. Vaak plaatst men daarna een stent (een soort kokervormige veer) die de slagader openhoudt. Sinds enkele jaren kan men de stent voorzien van een medicijnlaagje om het risico te verkleinen dat het bloedvat opnieuw dichtslibt.

Bij de bypassoperatie wordt het aangedane deel van het bloedvat overbrugd door het plaatsen van een ader, bij voorkeur een ader die elders uit het lichaam van de patiënt wordt weggenomen.

Bypassoperatie

Literatuur

1 Pinkhof. Geneeskundig woordenboek. Tiende druk. Houten: Bohn Stafleu Van Loghum, 1998.
2 Consensus 'Diagnostiek en behandeling van arteriële claudicatio intermittens'. Resultaat van een consensusbijeenkomst gehouden op vrijdag 28 februari 1997, Jaarbeurscentrum, Utrecht.
3 Stoffers HE, Rinkens PE, Kester AD, Kaiser V, Knottnerus JA. The prevalence of asymptomatic and unrecognized peripheral arterial occlusive disease. Int J Epidemiol 1996 Apr;25(2):282-90.
4 Hess H, Mietaschk A, Deichsel G. Drug-induced inhibition of platelet function delays progression of peripheral occlusive arterial disease. A prospective double-blind arteriographically controlled trial. Lancet 1985 Feb 23;1(8426): 415-9.

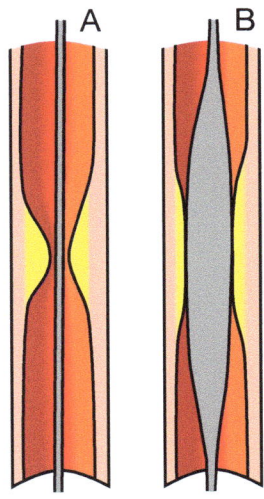

Figuur 7a-1
Bij de percutane transluminale angioplastiek schuift men via een katheter een ballon in de aangedane arterie. De ballon wordt ter plaatse van de vernauwing opgeblazen.

8 Een sportieve 58-jarige man met kuitpijn na een lange vliegreis

Dos Winkel

Een gezonde sportieve 58-jarige man wiens passie duiken is, kreeg een dag na thuiskomst van een duikvakantie in Papoea-Nieuw-Guinea, lichte pijn in zijn linkerkuit, waaraan hij niet te veel aandacht besteedde. De pijn nam toe naarmate hij langer stilstond, maar zodra hij ging wandelen of lopen verdween de pijn. Zelf dacht hij aan een spierverrekking, maar hij was zich niet bewust van een acuut moment. Een week later speelde hij een tennistoernooi in Italië en bereikte daar de finale. Dat wil zeggen dat hij drie tot vijf uur per dag moest spelen. Na de laatste wedstrijd die hij verloor als gevolg van 'het niet meer mee willen van zijn linkerbeen' was hij overdreven moe. Patiënt ging die avond vroeg naar bed en moest de volgende ochtend weer vroeg op om in Milaan het vliegtuig naar huis te halen. Hij was opvallend kortademig en maakte zich ongerust over zijn klachten. Stilstaan was inmiddels bijna onmogelijk. Verder was er een vervelende drukpijn in het midden van zijn kuit.

Daar ik patiënt wel vaker voor sportblessures had gezien en behandeld belde hij mij op en vroeg om een snel consult. Ik zag hem nog dezelfde dag.

Inspectie en algemene palpatie

Geen bijzonderheden. De kuit is niet gezwollen of abnormaal warm.

Functieonderzoek

Geen bijzonderheden; patiënt kan zonder problemen op de tenen lopen.

Palpatie

Er is sprake van drukpijn in het midden van de linkerkuit over een lengte van ongeveer 30 cm.

Interpretatie Ik leg patiënt uit dat er waarschijnlijk sprake is van een diepe veneuze trombose (DVT), gezien het feit dat het functieonderzoek van de kuitspieren negatief is en zijn klachten vooral ontstaan wanneer hij staat en zij verdwijnen bij beweging. De lokalisatie van de drukpijn wijst op een DVT en niet op de veel minder gevaarlijke oppervlakkige tromboflebitis. Ik vertel hem dat dit een van de meest voorkomende aandoeningen is die ontstaan als gevolg van lang op grote hoogte vliegen en tevens te weinig beweging hebben. Via zijn huisarts probeer ik een spoedafspraak voor hem te regelen bij een vaatspecialist, dit in verband met het gevaar van een longembolie. De kans bestaat dat er al een of meer trombi zijn losgelaten en in de longen zijn terechtgekomen, gezien de kortademigheid. Zijn huisarts blijkt die dag echter niet aanwezig te zijn. Ik adviseer patiënt direct naar de Spoedeisende Hulp van het Academisch Ziekenhuis in Antwerpen te gaan.

Patiënt volgt mijn raad niet op, want hij moet nog het een en ander doen... maar gaat die avond toch vroeg naar bed. Midden in de nacht wordt hij wakker en heeft het gevoel dat hij zal sterven. Patiënt heeft het zeer benauwd en er trekt een pijn – letterlijk – vanuit zijn been naar zijn borst. Zijn vrouw brengt hem direct naar het ziekenhuis waar onmiddellijk de nodige onderzoeken worden verricht en op basis van het verhaal direct Fraxodi® gespoten wordt.*

Diagnose

Diepe veneuze trombose met longembolieën als gevolg

De eerste conclusie luidt: multipele bilaterale longembolieën als gevolg van een 60 cm lange diepe veneuze trombose (DVT), beginnend in het onderbeen en doorlopend tot voorbij de knieholte.

De tweede conclusie, na verdere onderzoeken luidt: patiënt heeft 'Factor V Leiden', een erfelijke bloedstollingsfout. Dit maakt de kans op DVT en longembolieën 25 tot 30 maal groter dan bij 'normale' mensen.

Derde conclusie: patiënt mag nooit meer duiken. Dat laatste kan patiënt moeilijk accepteren, aangezien duiken zijn lust en zijn leven is.

Na consultatie op de afdeling Hart- en vaatziekten en Longziekten krijgt patiënt te horen: 'U heeft enorm veel geluk gehad, want u had deze aandoening net zo goed niet kunnen overleven.'

Vier weken later krijgt patiënt het volgende nare bericht: hij heeft de Factor V Leiden niet van één van zijn ouders geërfd, maar van *beide* ouders. De factor is bij patiënt dus niet heterozygoot maar homozygoot aanwezig; dit maakt de kans op het krijgen van DVT en longembolieën 75 tot 100 maal

---

* Fraxodi® *is een bloedstollingremmend middel. De* **werkzame** *stof is Nadroparine.*

groter. De consequentie hiervan is: levenslang slikken van Marevan® (warfarine), een anticoagulantium.

Follow-up

Het slikken van een anticoagulantium vindt patiënt geen probleem, maar het kost hem erg veel moeite een duikverbod te accepteren. Hij gaat dan ook zelf op onderzoek uit om te achterhalen hoe groot het risico is voor personen met een Factor V Leiden (homozygoot) die anticoagulantia slikken om de duiksport te beoefenen. Na een lang gesprek met de professor van de afdeling Vaatheelkunde begrijpt hij dat er eigenlijk niet veel kennis is over dit onderwerp.

Patiënt neemt contact op met twee bevriende duikartsen, één in Nederland en de ander in België. Zij weten hoe ervaren hij is: hij heeft al ruim 4000 uur onder water doorgebracht en meer dan 1200 keer gevlogen, waarvan zo'n 300 vluchten van 8 tot 24 uur. Zijn vraag is: 'Waarom heb ik *nooit* eerder een DVT en longembolieën gehad? Die Factor V Leiden heb ik toch al heel mijn leven.' Hun antwoord: 'Omdat je een goede conditie hebt. Maar nu ben je ouder en met de leeftijd neemt het risico toe, zeker wanneer je homozygoot bent.' Na veel aandringen en doorvragen begrijpt hij dat zij het niet aandurven hem een positief duikadvies te geven.

De vraag is echter *wat* er dan zo gevaarlijk is aan duiken: patiënt is een rustige en voorzichtige duiker die zelden dieper gaat dan 30 meter. Verder bestaat de mens voor het grootste deel uit water en water is niet samendrukbaar. Wel zijn de met lucht gevulde ruimten (onder andere de longen) samendrukbaar, maar hij ziet niet in welk bloedingsgevaar daarvan uitgaat. Na uitvoerig onderling overleg geven de duikartsen een beetje toe, maar patiënt mag niet te diep, niet te lang, niet te vaak duiken en moet heel voorzichtig zijn.

Patiënt besluit om verder te zoeken en maakt een afspraak met de voorzitter van de Duitstalige bond van artsen voor hyperbare geneeskunde. Hij ontmoet hem in Düsseldorf en vertelt zijn verhaal. De voorzitter luistert aandachtig en pakt het handboek voor de Duitstalige duikartsen (Duitsland, Oostenrijk, Zwitserland). Het hoofdstuk 'anticoagulantia' meldt: 'Anticoagulantia zijn op zichzelf *geen* contra-indicatie om te duiken.' De uitleg is simpel: water is niet indrukbaar en de verhoogde druk op de met lucht gevulde ruimten is niet gevaarlijk. Natuurlijk moet patiënt voorzichtig zijn, maar meer met vliegen dan met duiken. Wel moet betreffende patiënt aan zijn conditie werken, want die is enorm afgenomen.

Verdere follow-up

Sindsdien heeft hij er alweer heel wat duiken in exotische streken opzitten. Om trombose en de zo gevaarlijke longembolieën te voorkomen, draagt hij elastische kousen[1,2] in het vliegtuig (drukgroep 2), doet tijdens het vliegen veel oefeningen, staat regelmatig op, drinkt veel water (en vooral geen alcoholische dranken) en neemt de twee dagen voordat hij gaat vliegen een kwart Marevan® extra.

Bespreking

Bloed is normaliter vloeibaar. Wanneer er echter een wondje ontstaat, zorgen stollingsfactoren in het bloed ervoor dat ter plaatse van de weefselbeschadiging het bloed stolt. De bloedprop ofwel trombus sluit de wond af en voorkomt verdere bloedingen. Soms echter vormt zich een trombus in een gezond bloedvat. Wanneer dit gebeurt in een diepe ader, dan noemt men dit een diepe veneuze trombose.[3]

Een DVT kan ontstaan als gevolg van langdurige belemmering van de circulatie, door veranderingen in de bloedsamenstelling of bij beschadigingen van de vaatwand. Vooral operaties en langdurige bedrust na operaties zijn veelvoorkomende oorzaken. Langdurige vliegreizen waarbij de reizigers lang in een verkrampte houding zitten en de vena poplitea in de knieholte wordt gecomprimeerd, vormen een relatief klein risico. Dit fenomeen wordt wel het 'economy class syndrome' of 'traveler's thrombosis' genoemd. Men neemt aan dat de verminderde hoeveelheid O_2 in vliegtuigen die op grote hoogte vliegen een rol speelt.[4,5]

Iemand met een diepe veneuze trombose vertoont *niet* altijd een gemakkelijk herkenbaar klinisch beeld. Vooral wanneer er kuitpijn is en er geen sprake is van zwelling en roodheid is de diagnose moeilijk met zekerheid te stellen. Zeer alert moet men zijn als spontaan kuitpijn ontstaat zonder duidelijk voorafgaand trauma.

Bevindingen die kunnen wijzen op een diepe veneuze trombose van het onderbeen zijn:
– eenzijdig oedeem;
– eenzijdig oppervlakkig gedilateerde venen;
– lokale drukpijn ter hoogte van de diepe venen;
– roodheid;
– temperatuurverhoging van het aangedane been;
– zwelling van het onderbeen;
– pijn bij het staan die verdwijnt tijdens lopen; dit is vaak het eerste symptoom;
– voorafgaand aan de symptomen is vaak sprake van een periode van inactiviteit zoals bedrust, parese of gipsimmobilisatie.

Lang niet altijd worden alle voorgaande bevindingen bij de patiënt aangetroffen. In zeldzame gevallen is zelfs sprake van trombose zonder dat de patiënt er klachten van ondervindt. De diagnose wordt dan bijvoorbeeld pas gesteld *nadat* een longembolie is opgetreden en nader onderzoek wordt verricht naar trombose in de kuit.

Een trombosebeen en longemboliëen gaan zeer vaak samen. Slechts in ongeveer een kwart van de gevallen is sprake van een geïsoleerd probleem. In zeker zin kan men de DVT en de longembolie beschouwen als de uitingen van één aandoening: veneuze trombo-embolie. Wanneer men vermoedt dat iemand een diepe veneuze trombose heeft dan is het belangrijk ook te informeren naar eventuele kortademigheid en de hartfrequentie te controleren.

Objectieve en tamelijk betrouwbare onderzoeken zijn de compressie-echo en agglutinatietests (ook wel D-dimeertests* genoemd). Een agglutinatietest kan overigens gemakkelijk vals-positief zijn. Vals-negatief is de test zelden; het is dan ook een betrouwbaar diagnosticum voor het *uitsluiten* van een DVT.

Literatuur

1 Clarke M, Hopewell S, Juszczak E, Eisinga A, Kjeldstrom M. Compression stockings for preventing deep vein thrombosis in airline passengers. Cochrane Database Syst Rev 2006 Apr 19;(2):CD004002.
2 Belcaro G, Cesarone MR, Shah SS, Nicolaides AN, Geroulakos G, Ippolito E, Winford M, Lennox A, Pellegrini L, Brandolini R, Myers KA, Simeone E, Bavera P, Dugall M, Di Renzo A, Moia M. Prevention of edema, flight microangiopathy and venous thrombosis in long flights with elastic stockings. A randomized trial: The LONFLIT 4 Concorde Edema-SSL Study. Angiology 2002 Nov-Dec;53(6):635-45.
3 Kuipers S, Cannegieter SC, Middeldorp S, Robyn L, Büller HR, Rosendaal FR. The absolute risk of venous thrombosis after air travel: a cohort study of 8,755 employees of international organisations. PLoS Med 2007 Sep 25;4(9):e290.
4 Schreijer AJ, Cannegieter SC, Meijers JC, Middeldorp S, Büller HR, Rosendaal FR. Activation of coagulation system during air travel: a crossover study. Lancet 2006 Mar 11;367(9513):832-8.
5 Kuipers S, Schreijer AJ, Cannegieter SC, Büller HR, Rosendaal FR, Middeldorp S. Travel and venous thrombosis: a systematic review. J Intern Med. 2007 Dec;262(6):615-34.

---

* *D-dimeren zijn stoffen die gevormd worden in het bloed zodra er een bloedstolsel in de bloedbaan ontstaat. D-dimeren kunnen echter ook in het bloed voorkomen bij verschillende andere aandoeningen.*

Bijlage I

Excentrische spierversterking van de kuitspieren

Uitgangshouding:
Men staat met de voorvoeten op een verhoging, bijvoorbeeld een traptrede. Door de hand tegen de muur te plaatsen, is het gemakkelijker om het evenwicht te bewaren.

Uitvoering met een gestrekt been

Uitvoering:

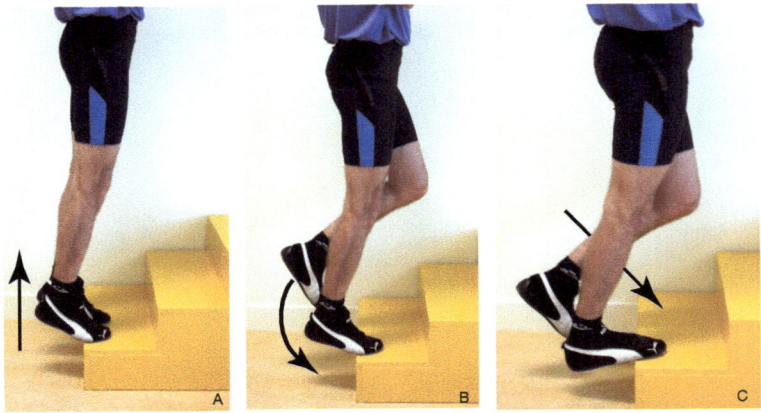

A Men gaat op de tenen staan.

B Het 'niet-aangedane' been wordt opgetild en vervolgens beweegt men de hiel van het aangedane been omlaag.

C Het 'niet-aangedane' been wordt teruggeplaatst; beide voorvoeten staan vervolgens weer op de traptrede (A).

Uitvoering met een gebogen been

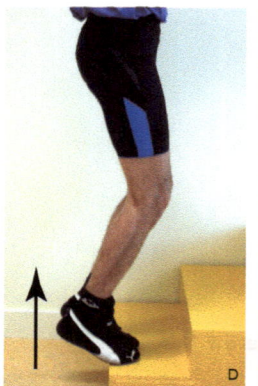 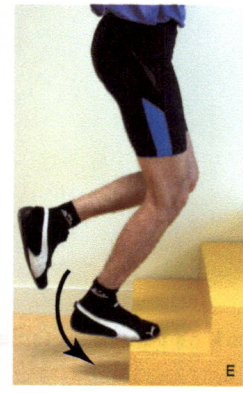 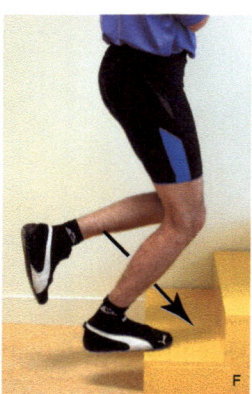

D, E en F Dezelfde oefening wordt uitgevoerd met een gebogen been.

Frequentie: 2× daags.

Benen gestrekt: 3 series van 15 herhalingen. Benen gebogen: 3 series van 15 herhalingen. Eén tot enkele minuten pauze tussen de series.

Het volledige oefenprogramma duurt drie maanden. Wanneer de training gemakkelijk en zonder pijn kan worden uitgevoerd dan wordt deze verzwaard, bijvoorbeeld door het dragen van een rugzak.

Bijlage IIa

Differentiaaldiagnostiek bij kuitpijn

Een (recidiverende) spierruptuur is meestal goed te herkennen: de aandoening begint met een acuut en – min of meer – traumatisch moment. Iemand met een recente kuitspierruptuur loopt mank, meestal op zijn tenen, en er is sprake van rekpijn van de kuitspieren.

Minder eenvoudig is het om kuitpijn die geleidelijk of subacuut ontstaan is te diagnosticeren. De volgende aandoeningen komen hiervoor in aanmerking: vasculaire claudicatio intermittens, neurogene claudicatio, diepe veneuze trombose, een compartimentsyndroom, het mediaal tibiaal stresssyndroom, en de stressfractuur van de tibia.

De volgende punten zijn belangrijk om te inventariseren tijdens de anamnese en het onderzoek.

De tabel van bijlage IIb kan helpen bij het vinden van de juiste diagnose.

Anamnese

- Ontstaanswijze: acuut, subacuut of geleidelijk? Was sprake van een trauma?
- Waar bevindt zich de pijn?
- Moment van pijn: in rust, tijdens lopen, aan het begin en/of na afloop van het belasten?
- Indien pijn bij lopen: is deze direct aanwezig of ontstaat deze na een bepaalde afstand? Hoe ver kan patiënt wandelen? Moet hij/zij stoppen vanwege de pijn?
- Indien pijn bij lopen: helpt het om even stil te staan? Helpt het om even te zitten?
- Is er pijn in stand?
- Als er pijn in stand is; ontstaat deze direct of pas na *langdurig* staan?
- Kan patiënt zonder klachten (bergop) fietsen?
- Kan patiënt beter bergop of beter bergaf lopen?
- Was sprake van een periode van inactiviteit voorafgaande aan de klachten (bedlegerigheid, gips etc.)?

- Is er in het verleden sprake geweest van enige vorm van bloedvatpathologie?
- Rookt de patiënt?
- Heeft patiënt een verleden met rugklachten?

Onderzoek

- Is er sprake van zwelling of roodheid?
- Is de aangedane kuit (of voet) warmer of kouder dan aan de gezonde zijde?
- Loopt patiënt mank?
- Kan patiënt op de tenen en op de hielen lopen?
- Kan patiënt hinkelen?
- Is er rekpijn van de kuitmusculatuur (bij gebogen of gestrekte knie)?
- Bij verdenking stressfractuur: stemvorktest.
- Palpatie: is er sprake van drukpijn / kloppijn? Wat is de lokalisatie? Lokaal of diffuus?
- Zijn de pulsaties van de beenarteriën palpabel?
- Zijn er neurologische symptomen?
- Als geen duidelijk herkenbare pathologie in de kuit gevonden wordt: is het functieonderzoek van knie, heup en rug negatief?

Bijlage IIb

	neurogene claudicatio	vasculaire claudicatio	diepe veneuze trombose
lokalisatie pijn	been, benen, vaak ook rug	meestal in de kuit(en)	in de kuit
begin van de pijn	proximaal van de kuit beginnend	distaal beginnend (in de kuit)	in de kuit
paresthesieën	meestal aanwezig	afwezig	afwezig
lopen	meer klachten	meer klachten	meestal minder klachten
stilstaan	meer klachten	minder klachten	meer klachten
bukken	minder klachten	geen verschil	geen verschil
fietsen	geen klachten	wel klachten	geen duidelijk verschil
liggen op de buik	wel klachten	geen klachten	geen verschil
pulsaties arteriën	aanwezig	afwezig of zwak	meestal aanwezig
rugpijn	vaak aanwezig	gewoonlijk afwezig	gewoonlijk afwezig
mobiliteit rug	beperkt	normaal	normaal
pijnsensaties	zeurend, doofheid, tintelen	krampgevoelens	diepe nare pijn
loopafstand	na variabele afstand pijn	na vaste afstand pijn	meestal geen beperking
bergop lopen	symptomen ontstaan later	symptomen ontstaan eerder	meestal geen beperking
zwelling	afwezig	afwezig	vaak aanwezig
temperatuur	geen verschil	dikwijls kouder	vaak warmer
roodheid	geen	geen (soms bleke voet)	vaak aanwezig
gedilateerde venen	geen	meestal afwezig	vaak aanwezig

	MTSS	stressfractuur	compartimentsyndroom
lokalisatie pijn	achterrand margo medialis tibiae	klein deel van de mediale tibia	anterolateraal of diep dorsaal in de kuit
oppervlak van de pijn	diffuse mediale pijn	gelokaliseerde pijn	zeer diffuus
pijn bij hardlopen	afnemend tijdens hardlopen	toenemend tijdens hardlopen	ontstaat na enige tijd hardlopen, verdwijnt in rust
zwelling	soms diffuse zwelling	lokale zwelling: klein oppervlak	afwezig
par- of anesthesie	afwezig	afwezig	soms in de voet
temperatuur	normaal	soms lokaal warmer	geen verschil
kloppijn	geen of geringe kloppijn	aanwezig	afwezig
stemvorktest	negatief	positief	negatief
hinkelen	mogelijk (wel vaak pijnlijk)	niet of nauwelijks mogelijk	pijnloos mogelijk bij aanvang

Register

A

a. femoralis-souffle	78
a. fibularis	73
a. poplitea	73
a. tibialis	73
a. tibialis anterior	73
achillespees	22, 64
actine	25
actine- en de myosinefilament	4
adenosinedifosfaat	7
adenosinetrifosfaat	7
ADP	7
agglutinatietest	87
antagonist	61
anticoagulantium	85
apofyse	61
apofysitide	61
arteriografie	79
arteriogram	73
atherosclerose	77, 80
ATP	7
avulsiefractuur	61

B

ballondilatatie	73, 80
beenarterie	77
blessurepreventie	56
bypassoperatie	81

C

cholesterol	77
claudicatio intermittens	73, 77
–, arteriële	77
–, vasculaire	91
claudicatio, neurogene	91, 93
claudicatio, vasculaire	93
compartimentsyndroom	44, 53, 67, 68, 91, 94
–, posterieur	68
compressie-echo	87
contractie	
–, concentrische	27
–, excentrische	27
–, isometrische	27
coördinatie	25
coup de fouet	67
creatinefosfaat	7
creatinefosfaatvoorraad	27
CVA	79

D

D-dimeertest	87
degeneratie	63
dermatomyositis	10
differentiaaldiagnostiek	91
Doppler	79
dotteren	73, 80
drukmeting	68
duplexscanning	79
duurtraining	24
DVT	84

E

economy class syndrome	86
eiwitafbraak	30
eiwitsupplement	30
elastische kousen	85
endomysium	4
endotenon	5
energieleverend proces	7
enkel-armindex	72

enkeldistorsie	11	**M**	
epimysium	4	m. gastrocnemius	12, 16
eversie	37	m. soleus	40
		maximale kracht	26
F		mediaal tibiaal stresssyndroom	37, 39, 67, 91
Factor V Leiden	85	melkzuur	7
fascia cruris	53	mitochondriën	6, 25
fast-twitch	8	motorunit	6, 25
fibrose	14, 18, 20	MTSS	38, 39, 94
frictiesyndroom	10	myofibril	4
		myosine	25
		myosinefilament	4
G			
getraindheid	26	**N**	
gewichtheffen	58	navicular drop test	42
glucose	7		
		O	
H		oedeem	12, 86
hardlopen	58	oefeningen, plyometrische	14
hartinfarct	79	one leg hop test	44
heupabductor	64	overproneren	36
hiatus adductorius	73		
Hunter, kanaal van	73	**P**	
hyperplasie	23	pathologie	9
hyperpronatie	41	peesaanhechting	61
hypertrofie	23	peesbundel	5
hypertrofiëren	23	peesletsel	61
hypotrofiëren	23	peesvezel	5
		percutane transluminale angioplastiek	73, 80
I		perimysium	4
insertietendopathie	61	periostitis	41
inversie	37	peritendineum	5
		peritenon	5
J		plaquevorming	77
jumper's knee	64	plyometrische oefeningen	14
		PNF-techniek	60
K		polymyositis	10
kleurenduplexscanning	80	prestatie	58
krachtsinspanning, explosieve	58	pronatie	37
krachttraining	25, 26	pronatiecorrectie	47
krachtuithoudingsvermogen	26	PTA	80
kuit	20		
kuitpijn	15	**R**	
		reflex, myotatische	57, 60
L		re-innervatie	14
longembolie	84	rekken	
looptest	79	–, ballistisch	60
looptraining	80	–, statisch	57

–, verend	57	substractiearteriografie	79
reticulum, endoplasmatisch	6	supinatie	37
rotatorcuffmusculatuur	64	systolische bloeddruk	72
ruptuur			
–, m. gastronemius	13	**T**	
–, recidiverende	16	tendinitis calcarea	10
		tendinose	10, 64
S		tendopathie	19
sarcolemma	6	tenniselleboog	64
sarcoplasma	4	traveler's thrombosis	86
serie	26	trombi	84
shin splint	36, 39, 67	trombo-embolie, veneuze	86
skeletspier	3	tromboflebitis	84
slow-twitch	8	trombose	85
snelkracht	26	–, diepe veneuze	84, 91, 93
spier		trombosebeen	86
–, gladde	3	trombus	86
–, onwillekeurige	3		
spieratrofie	9	**U**	
spierbundel	4	uithoudingsvermogen	24
spierfascie	4		
spierpeesovergang	6	**V**	
spierpijn	21, 31, 56	vaatvernauwing	78
spierrekken	55	verbranding	
spierscheur	12, 16	–, aerobe	7
spiervezel	4	–, anaerobe	7
spitsvoet	12	visco-elasticiteit	57
sprinten	58	vliegreis	86
sprongvormen	14	voeding, eiwitrijke	30
stemvorktest	44, 94		
stenose	73	**W**	
stikstofbalans	30	wielrenner	59
stollingsfactor	86		
stressfractuur	38, 39, 67, 92, 94	**Z**	
stretch shortening cycle	57	zweepslag	12, 67
stretchen	55		

MIX
Papier aus verantwortungsvollen Quellen
Paper from responsible sources
FSC® C105338

If you have any concerns about our products,
you can contact us on
ProductSafety@springernature.com

In case Publisher is established outside the EU,
the EU authorized representative is:
Springer Nature Customer Service Center GmbH
Europaplatz 3, 69115 Heidelberg, Germany

Printed by Libri Plureos GmbH
in Hamburg, Germany